PraxisWissen

# Menschen im Maßregelvollzug begleiten

Psychiatrie Verlag

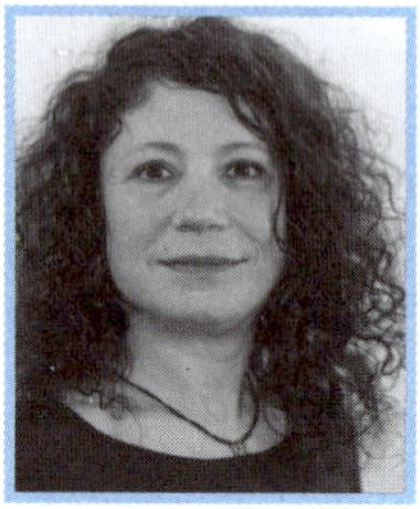

**ANDREA TROST** BA of Nursing, M. A. Beratung und Vertretung im Sozialen Recht. PhD cand. Pflegewissenschaft Universität Witten/Herdecke. Seit 2004 in der psychiatrischen Versorgung tätig. Von 2009 bis 2021 Pflegewissenschaftlerin im Maßregelvollzug. Seit 2022 Lehrperson an der Fachhochschule der Diakonie Bielefeld (Forensische Psychiatrie, Recovery etc.). Derzeit Promotionsprojekt zur ambulanten Versorgung in der forensischen Psychiatrie.

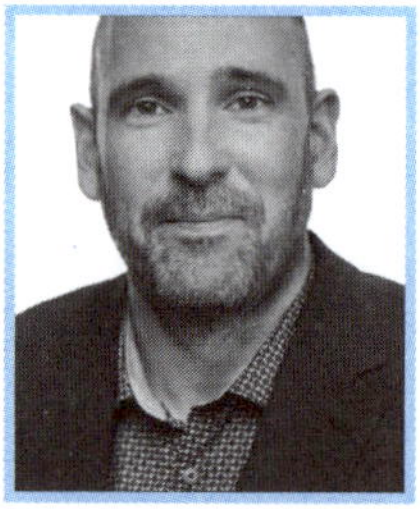

**STEFAN ROGGE** M. A. Health Administration, B.A. Psychiatrische Pflege, Fachgesundheits- und Krankenpfleger für Psychiatrie, pflegerischer Klinikleiter der Klinik für Forensik an den Universitären Psychiatrischen Kliniken in Basel, seit 2010 mit Themen des Maßregelvollzugs beschäftigt. Präsident der Schweizer Fachgesellschaft der psychiatrisch Tätigen in der Forensischen Psychiatrie (FPFP) sowie Adhärenztrainer.

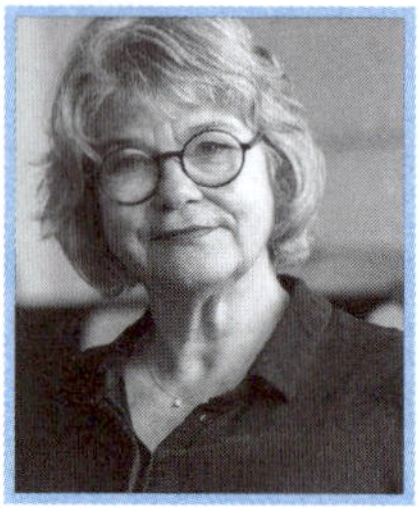

**SUSANNE SCHOPPMANN** Dr. rer. medic., Fachkrankenschwester für psychiatrische Pflege, seit langem in der Arbeit mit psychisch erkrankten Menschen tätig; aktuell Pflegewissenschaftlerin in der Universitären Psychiatrischen Klinik für Forensik in Basel. Vorstandsmitglied der Schweizer Fachgesellschaft der psychiatrisch Tätigen in der Forensischen Psychiatrie (FPFP) und des Schweizer Netzwerks Angehörigenarbeit Psychiatrie (NAP).

PraxisWissen

Andrea Trost, Stefan Rogge, Susanne Schoppmann

# Menschen im Maßregelvollzug begleiten

Psychiatrie Verlag

Die Reihe **Praxis**Wissen wird herausgegeben von:
Michaela Amering, Andreas Bechdolf, Karsten Giertz, Caroline Gurtner, Klaus Obert, Tobias Teismann und Maike Wagenaar

Andrea Trost, Stefan Rogge, Susanne Schoppmann
Menschen im Maßregelvollzug begleiten
**Praxis**Wissen 18
1. Auflage 2024
ISBN-Print: 978-3-96605-259-7
ISBN epub: 978-3-96605-297-9
ISBN-PDF: 978-3-96605-296-2

Weitere Bücher zu psychiatrischen Störungen finden Sie im Internet:
www.psychiatrie-verlag.de

Bibliografische Information der Deutschen Nationalbibliothek:
Die Deutsche Nationalbibliothek verzeichnet diese Publikation in der Deutschen Nationalbibliografie; detaillierte bibliografische Daten sind im Internet über http://dnb.d-nb.de abrufbar.


Lektorat: Uwe Britten, Eisenach
Umschlaggestaltung: studio goe, Düsseldorf, unter Verwendung eines Motivs von istockphoto.com/baona
Typografiekonzeption: Iga Bielejec, Nierstein
Typografie und Satz: Barbara Hoffmann
Druck und Bindung: Plump Druck & Medien, Rheinbreitbach

# Herausforderungen mit Zuversicht angehen

Der Maßregelvollzug stellt für uns Fachpersonen aus dem Gesundheitswesen eine komplexe und herausfordernde Arbeitsumgebung dar, die mit einer Vielzahl von Nöten und Schwierigkeiten verbunden ist. In diesem Kontext werden psychiatrisch erkrankte Personen untergebracht, die aufgrund ihrer Straftaten, die sie im Zustand ihrer Erkrankung begangen haben und potenziell weiterhin begehen könnten, als gefährlich eingestuft werden und daher besonderer Behandlungs- und Sicherungsmaßnahmen bedürfen. Fachleute, die in solchen Einrichtungen tätig sind, sehen sich einer Reihe von Herausforderungen gegenüber, die sowohl die klinische Praxis als auch das persönliche Wohlbefinden beeinflussen.

Eine der primären Herausforderungen im Maßregelvollzug ist die Sicherheit der Mitarbeitenden. Aufgrund der potenziell aggressiven und gewalttätigen Natur einiger Patientinnen und Patienten besteht ein erhöhtes Risiko für physische und emotionale Übergriffe auf die Mitarbeitenden. Diese erlebte Bedrohung kann zu einem Gefühl der Angst und Unsicherheit führen und die psychische Belastung erheblich erhöhen.

Darüber hinaus sind Gesundheitsfachpersonen oft mit der Schwierigkeit konfrontiert, eine therapeutische Beziehung zu den Patientinnen und Patienten aufzubauen und aufrechtzuerhalten. Da diese sich nicht freiwillig im Maßregelvollzug aufhalten und die Risikobeurteilungen und Lockerungsentscheidungen von den Mitarbeitenden vorgenommen werden, existiert ein erhebliches Machtgefälle. Dies kann, neben den Symptomen der oft schweren psychischen Erkrankungen, dazu führen, dass die Patientinnen und Patienten zunächst wenig Therapiemotivation mitbringen und den Mitarbeitenden wenig Vertrauen entgegenbringen. Das heißt: Es kann schon eine Herausforderung sein, Vertrauen überhaupt erst einmal aufzubauen und therapeutische Fortschritte zu erzielen.

Ein weiteres Problem, dem wir Fachpersonen gegenüberstehen, ist die begrenzte Ressourcenverfügbarkeit. Oftmals sind die Budgets für den Maßregelvollzug stark begrenzt, was zu Engpässen bei der Personalausstattung, der Ausbildung und den therapeutischen Angeboten führen kann. Diese Ressourcenknappheit kann die Qualität der Versorgung beeinträchtigen und die Arbeitslast der Fachleute erhöhen.

Hinzu kommt die lange Unterbringungsdauer der Untergebrachten im Maßregelvollzug. Dies bedeutet, dass wir uns auf Langzeitbeziehungen mit den Patientinnen und Patienten einstellen müssen. Was wiederum eine Herausforderung darstellen kann, da es nicht einfach ist, Neugier und Offenheit für das Gegenüber über lange Zeiträume aufrechtzuerhalten.

Trotz dieser Herausforderungen ist es jedoch entscheidend, dass Gesundheitsfachpersonen ihre Hoffnung bewahren und den Patientinnen und Patienten eine positive Einstellung vermitteln. Die Hoffnung ist ein wesentlicher Bestandteil jeder therapeutischen Beziehung und kann dazu beitragen, die Motivation der Betroffenen zur notwendigen Veränderung zu stärken. Indem wir ihnen Hoffnung geben und sie ermutigen, an sich selbst zu glauben, können sie selbst einen bedeutenden Beitrag zur Genesung und Rehabilitation leisten.

Um trotz der anspruchsvollen Arbeitsbedingungen eine therapeutisch wirksame und lösungsorientierte Arbeitsweise zu etablieren und aufrechtzuerhalten, ist es wichtig, dass wir im Maßregelvollzug Tätigen über angemessene Unterstützung und Ressourcen verfügen. Dies kann die Bereitstellung von regelmäßiger Supervision, kann Fortbildungen zur Bewältigung von Stress und Trauma sowie den Zugang zu psychologischer Unterstützung umfassen. Darüber hinaus ist es wichtig, dass wir in einem unterstützenden Arbeitsumfeld tätig sind, das eine offene Kommunikation, Teamarbeit und kollegiale Unterstützung fördert.

Insgesamt erfordert die Arbeit im Maßregelvollzug ein hohes Maß an

Engagement, Flexibilität und Empathie seitens der Gesundheitsfachpersonen. Trotz der zahlreichen Herausforderungen können wir durch unsere Arbeit einen positiven Einfluss auf das Leben der Patientinnen und Patienten nehmen und zur Förderung von Sicherheit, Genesung und Wiedereingliederung in die Gesellschaft beitragen.

*Andrea Trost, Stefan Rogge und Susanne Schoppmann,*
*im Sommer 2024*

# Juristische Grundlagen der Unterbringung und Behandlung im Maßregelvollzug

Im Kontext des Maßregelvollzugs bilden rechtliche Rahmenbedingungen eine wesentliche Grundlage. So sind insbesondere die Voraussetzungen für eine Unterbringung im Maßregelvollzug, die Dauer und Ausgestaltung der Unterbringung (»Vollstreckung«) sowie die Wiedereingliederung der untergebrachten Personen in die Gesellschaft gesetzlich geregelt.

Daher sind juristische Kenntnisse über die rechtlichen Grundlagen der Unterbringung und Behandlung im Maßregelvollzug wesentlich für eine professionelle Arbeit und in der ambulanten Betreuung bzw. Nachsorge psychisch erkrankter Rechtsbrecher. Gesetze und deren Auslegung bilden ein Fundament und die Rahmenbedingungen für den praktischen Alltag, auch wenn sie in Teilen abstrakt und theoretisch klingen. In der Praxis werden nahezu alle Maßnahmen, Entscheidungen und Vorgehensweisen in irgendeiner Weise durch die rechtlichen Rahmenbedingungen beeinflusst, unabhängig davon, ob es sich beispielsweise um therapeutische Konzepte, Angebote des Pflegedienstes oder Sicherungsmaßnahmen handelt.

Im Folgenden werden die wesentlichen juristischen Grundlagen für die Unterbringung und Behandlung im Maßregelvollzug dargestellt. Weiterführende und vertiefende Informationen können dem Kommentar zum Maßregelvollzugsrecht von Heinz Kammeier und Helmut Pollähne (2018) oder dem Beitrag zu den rechtlichen Grundlagen von Heinz Kammeier (2028, S. 35–68) im *Praxisbuch Forensische Psychiatrie* (Schmidt-Quernheim & Hax-Schoppenhorst 2018) entnommen werden. Zu beachten ist, dass die Novellierung der Unterbringung nach § 64 Strafgesetzbuch (StGB) von 2023 in diesen Werken noch keine Berücksichtigung findet; im vorliegenden Buch sind diese Neuerungen jedoch eingearbeitet.

***Gute juristische Kenntnisse sind für im Maßregelvollzug Beschäftigte wichtig, um innerhalb und außerhalb der Einrichtung und auch gegenüber den Untergebrachten argumentieren zu können, wenn es zum Beispiel um Regeln, therapeutische Angebote oder um die Rücknahme von Freiheitseinschränkungen (»Lockerungen«) geht.***

## Was ist der Maßregelvollzug?

Wenn im Allgemeinen vom Maßregelvollzug die Rede ist, dann ist üblicherweise die Vollstreckung der freiheitsentziehenden Maßregeln nach §§ 63, 64 StGB gemeint. Diese beinhaltet die Unterbringung von Rechtsbrechern, die aufgrund einer zum Tatzeitpunkt vorliegenden:

- psychischen Erkrankung schuldunfähig oder vermindert schuldfähig waren und von denen mit hoher Wahrscheinlichkeit weitere erhebliche Straftaten zu erwarten sind, die die Allgemeinheit gefährden, weswegen sie in einem psychiatrischen Krankenhaus (§ 63 StGB) untergebracht werden; oder die aufgrund einer
- Substanzkonsumstörung (= Konsum alkoholischer Getränke oder anderer berauschender Mittel im Übermaß und mit der Folge aktueller und fortdauernder Beeinträchtigungen in der Lebensgestaltung, Gesundheit, Arbeits- oder Leistungsfähigkeit) eine Tat begehen, die überwiegend auf diese Substanzkonsumstörung zurückzuführen ist, und die daher in einer Entzugsanstalt untergebracht werden (§ 64 StGB).
- Weitere Voraussetzungen für die Unterbringung nach § 64 StGB sind a) die Prognose, dass infolge der Substanzkonsumstörung von der betroffenen Person weitere erhebliche Straftaten zu erwarten sind, sowie b) eine hinreichende Aussicht auf Erfolg besteht. Dies bedeutet, dass es Aussicht auf eine »Heilung« der Substanzkonsumstörung während der

Unterbringung nach § 64 StGB geben muss oder zumindest davon ausgegangen werden kann, dass die betroffene Person eine erhebliche Zeit den Substanzmittelkonsum so weit aussetzt, dass für diese Zeit keine mit dem Konsum einhergehenden erheblichen rechtswidrigen Taten zu erwarten sind.

Die Unterbringung in der Sicherungsverwahrung (§ 66 StGB), die ebenfalls eine freiheitsentziehende Maßnahme darstellt (siehe Abbildung 2, S. 16), ist für schuldfähige gefährliche Straftäter konzipiert, findet im Justizvollzug statt und unterliegt weitestgehend den Bestimmungen des Vollzugs einer Freiheitsstrafe. Der Vollzug der beiden Maßregeln nach §§ 63, 64 StGB unterliegt dem Maßregelvollzugsrecht, das im Zuständigkeitsbereich der Länder liegt. Daher ist die Ausgestaltung des Maßregelvollzugs in den einzelnen Bundesländern in einigen Teilaspekten unterschiedlich.

Die Voraussetzungen für eine Unterbringung psychisch erkrankter, schuldunfähiger oder vermindert schuldfähiger und/oder abhängigkeitserkrankter Rechtsbrecher im Maßregelvollzug sind auf Bundesebene im Strafgesetzbuch definiert. Im Rahmen der Unterbringung muss ihnen Therapie angeboten werden, über die Annahme der Therapieangebote darf die betroffene Person frei entscheiden.

Eine Maßregel der Besserung und Sicherung kann die Rechtsfolge einer Straftat sein, wie es auch eine Freiheitsstrafe oder Geldstrafe sein kann. Als Voraussetzung für die Verhängung einer Maßregel durch das zuständige Gericht müssen seitens des Rechtsbrechers und der durch ihn begangenen Taten jedoch einige Kriterien erfüllt werden. Im folgenden Kapitel werden diese Voraussetzungen und die beiden Maßregeln nach §§ 63, 64 StGB näher beschrieben und erläutert.

## Grundprinzipien des Strafrechts

Das in der Bundesrepublik Deutschland geltende Strafrecht (das heißt, die Rechtsnormen, die die Verhaltensweisen und Taten beschreiben, die in diesem Land verboten sind, sowie die Folgen und Sanktionen, die auf die Begehung dieser Taten folgen) dient dem Schutz von »Rechtsgütern«. Als Rechtsgüter werden durch den Gesetzgeber, also durch demokratisch gewählte Volksvertreter und -vertreterinnen, materielle und ideelle Werte definiert, die für die Gesellschaft und den Einzelnen eine besondere Bedeutung haben. Das deutsche Strafrecht ist ein Schuldstrafrecht. Das heißt: Eine Strafe wird nicht ausschließlich an der Schwere der Tat bemessen, sondern eben auch anhand der Schuld des Rechtsbrechers.

Eine Strafe kann nur jener Person auferlegt werden, die schuldhaft im Sinne des Strafrechts gehandelt hat. Hierzu muss zum einen ein bestimmtes Verhalten bzw. ein bestimmter Tatbestand im Rahmen des Strafrechts zum Tatzeitpunkt als rechtswidrig definiert sein (§ 1 StGB), zum anderen muss der Rechtsbrecher *schuldfähig* sein (§ 46 Abs. 1 S. 1 StGB).

Es gilt der Grundsatz: Keine Strafe ohne Schuld und Strafe nur nach dem Umfang der Schuld.

## Schuldfähigkeit

Die Schuldfähigkeit wird gekennzeichnet durch eine Einsichtsfähigkeit auf der intellektuell-kognitiven Ebene sowie durch die Steuerungsfähigkeit im Hinblick auf die freie, eigenverantwortliche Willensbildung und Entscheidung zur Ausübung der Tat. Schuldhaftes Handeln setzt voraus, dass der Täter zum Tatzeitpunkt in der Lage war, das Unrecht seines Handelns einzusehen und sein Handeln nach dieser Erkenntnis auszurichten. Werden diese Merkmale zum Tatzeitpunkt nicht oder nur teilweise erfüllt, ist der Rechtsbrecher schuldunfähig bzw. vermindert schuldfähig. Somit kann er nicht oder lediglich vermindert bestraft werden – zu dem nicht unproblematischen Begriff des freien Willens siehe Thomas Thalmann (2022).

Das deutsche Strafrecht unterstellt zunächst generell bei Menschen die Schuldfähigkeit. Diese Annahme entfällt, wenn ein Schuldausschließungsgrund oder Schuldminderungsgrund vorliegt. Beispiele für Schuldausschließungsgründe sind die Schuldunfähigkeit von Kindern oder die Notwehr. Schuldminderung liegt unter anderem bei mangelnder Reife von Jugendlichen vor. Auch eine psychische Erkrankung, eine schwere Persönlichkeitsstörung oder eine Intelligenzminderung können zur Schuldunfähigkeit oder verminderten Schuldfähigkeit führen.

**ABBILDUNG 1**

*Herleitung und Konsequenzen von Schuldfähigkeit, verminderter Schuldfähigkeit, Schuldunfähigkeit*

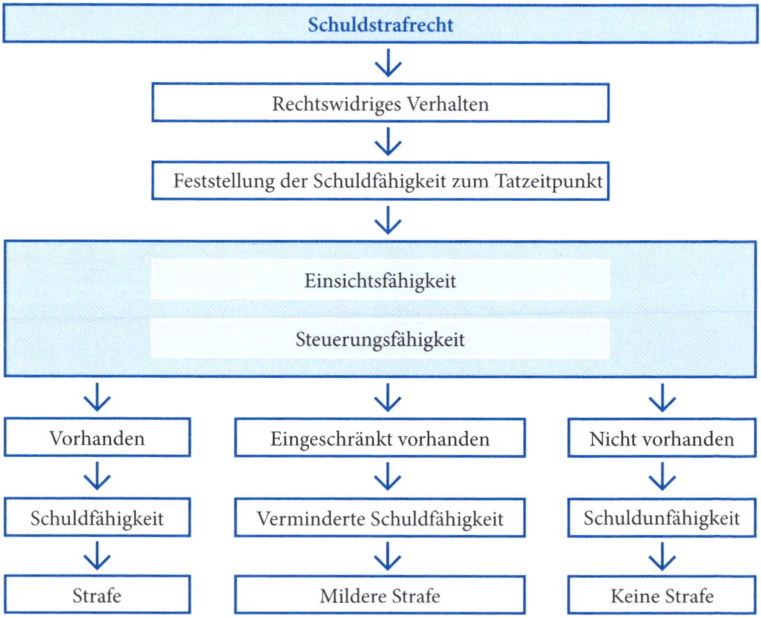


Für die Verhängung der freiheitsentziehenden Maßregeln nach §§ 63, 64 StGB, die üblicherweise eine Unterbringung im Maßregelvollzug zur Folge haben, ist die Schuldunfähigkeit wegen seelischer Störungen nach § 20 StGB maßgeblich.

**SEELISCHE STÖRUNGEN** Die diesem Paragrafen zugrunde liegenden, in großen Teilen noch aus der Zeit des ersten Drittels des vorigen Jahrhunderts stammenden juristischen Krankheitsdefinitionen sind aus ethischer Sicht sehr fragwürdig und stigmatisierend. In der gegenwärtigen Praxis beinhalten die der strafrechtlichen Definition der Schuldunfähigkeit gemäß § 20 StGB zugrunde liegenden Begriffe folgende Krankheitsbilder:

**Krankhafte seelische Störung:** Exogene und endogene psychische Erkrankungen wie Psychosen, aber auch pathologische Rauschzustände bei Substanzmittelabhängigen.

**Tiefgreifende Bewusstseinsstörung:** Trübung oder teilweise Ausschaltung des Selbst- oder Außenbewusstseins, eine Schädigung der Fähigkeit des intellektuellen und emotionalen Erlebens sowie Affekthandlungen.

**Intelligenzminderungen** (ohne organische Ursache).

**Schwere andere seelische Störungen:** Triebstörungen und Persönlichkeitsstörungen.

Grundsätzlich führt nicht jede psychische Erkrankung zur Schuldunfähigkeit. Zum Tatzeitpunkt muss das Eingangsmerkmal (die diagnostizierte Erkrankung) zur Aufhebung der Einsichts- und Steuerungsfähigkeit des Rechtsbrechers geführt haben. Um dies festzustellen, zieht das Gericht ein psychiatrisches und, wenn notwendig, ein psychologisches Gutachten heran. Es besteht die Möglichkeit, einen Tatverdächtigen für die Dauer von maximal sechs Wochen in einem psychiatrischen Krankenhaus unterzubringen, wenn dies für die Begutachtung im Rahmen der Feststellung der Schuldfähigkeit und/oder der verminderten Schuldfähigkeit notwendig ist (siehe § 81 StPO).

**VERMINDERTE SCHULDFÄHIGKEIT** Die verminderte Schuldfähigkeit ist in § 21 StGB definiert. Sie orientiert sich an den Charakteristika zur Schuldunfähigkeit und liegt vor, wenn eines der in § 20 StGB definierten Merkmale zum Tatzeitpunkt auf der Fähigkeitsstufe zur erheblichen Verminderung der Einsichts- und Handlungsfähigkeit des Rechtsbrechers führte. Der Täter ist im strafrechtlichen Sinne verantwortlich für die Tat, allerdings kann die Zubilligung der verminderten Schuldfähigkeit zu einer milderen Strafe führen. Zusätzlich ist die Anordnung einer Maßregel nach §§ 63, 64 StGB möglich.

Auch im Hinblick auf die verminderte Schuldfähigkeit gilt, dass nicht jede psychische Erkrankung zur verminderten Schuldfähigkeit führt. Ihre Feststellung erfolgt analog zur Feststellung der Schuldunfähigkeit.

**GEFÄHRLICHKEIT** Wenn bei einem Rechtsbrecher die Gesamtwürdigung der begangenen Tat(en) und der im Rahmen des Gerichtsverfahrens erstellten gutachterlichen Prognosen ergibt, dass mit hoher Wahrscheinlichkeit weitere erhebliche Rechtsbrüche ähnlicher Art durch den Täter zu erwarten sind, kann das Strafgericht unabhängig von der Schuldfähigkeit eine Maßregel der Sicherung und Besserung anordnen. Eine solche Maßregel hat zwei Ziele:

- die Besserung des Rechtsbrechers,
- den Schutz der Allgemeinheit vor weiteren erheblichen Taten.

**ABBILDUNG 2**

*Im Strafgesetzbuch definierte Maßregeln*

| Nicht freiheitsentziehende Maßregeln | Freiheitsentziehende Maßregeln |
|---|---|
| § 68 StGB: Führungsaufsicht | § 63 StGB: Unterbringung in einem psychiatrischen Krankenhaus |
| § 69 StGB: Entziehung der Fahrerlaubnis | § 64 StGB: Unterbringung in einer Entziehungsanstalt |
| § 70 StGB: Berufsverbot | § 66 StGB: Sicherungsverwahrung |

In der Praxis wird der Begriff »Maßregel« häufig mit den beiden Maßregeln nach §§ 63, 64 StGB sowie »Maßregelvollzug« mit der Durchführung dieser beiden freiheitsentziehenden Maßregeln, dem Vollzug, gleichgesetzt. Die Organisation und die inhaltliche Ausgestaltung des Maßregelvollzugs obliegen den einzelnen Bundesländern. Auf Bundesebene ist im Wesentlichen lediglich das Ziel des Vollzugs gesetzlich definiert.

***Der Staat hat nach dem Grundgesetz die Pflicht, seine Bürger zu schützen. Diese Schutzpflicht legitimiert den Freiheitsentzug bei Menschen, die für andere gefährlich sind, ohne dafür im strafrechtlichen Sinne verantwortlich zu sein. Damit stellen die freiheitsentziehenden Maßregeln ein Sonderopfer eines Einzelnen zum Schutz der Allgemeinheit dar.***

MASSREGEL NACH § 63 STGB Schuldunfähige oder vermindert schuldfähige psychisch kranke Rechtsbrecher sollen dem Gesetz entsprechend nach § 63 StGB in einem psychiatrischen Krankenhaus untergebracht werden, wenn prognostisch eine hohe Wahrscheinlichkeit der Begehung weiterer erheblicher Rechtsbrüche und somit eine Gefahr für die Allgemeinheit besteht.

In der Praxis findet eine Unterbringung meistens in speziellen Maßregelvollzugseinrichtungen statt, häufig Abteilungen psychiatrischer Krankenhäuser oder eigenständige Einrichtungen. Gemischte Behandlungseinheiten in psychiatrischen Krankenhäusern mit anderen als Maßregelvollzugsklienten sind die Ausnahme.

Für die Unterbringung nach § 63 StGB ist keine Höchstfrist vorgesehen (§ 67d StGB). Jedoch muss die Unterbringung (Vollstreckung der Maßregel) beendet werden, wenn die Voraussetzungen (krankheitsinduzierte erhebliche Gefährlichkeit) nicht mehr vorliegen oder die Dauer der Unterbringung unverhältnismäßig ist in Bezug auf das Anlassdelikt. Mit der Entlassung aus der Unterbringung tritt üblicherweise Führungsaufsicht ein (»Bewährung«). Hiervon kann abgesehen werden, wenn davon auszugehen ist, dass ohne Führungsaufsicht keine weiteren Straftaten zu erwarten sind.

Im Rahmen einer Novellierung des § 63 StGB im Jahr 2016 wurden strengere Voraussetzungen definiert für Unterbringungszeiträume, die länger als sechs oder zehn Jahre andauern. Während der Unterbringung müssen den untergebrachten Personen Therapie und Behandlung angeboten werden.

> Dauer der Unterbringung, Seiten 31 f.

Wird bei verminderter Schuldfähigkeit neben der Maßregel eine Haftstrafe angeordnet, so ist die Maßregel zuerst zu vollziehen. Das zuständige Gericht kann die Reihenfolge der Vollstreckung umkehren, wenn hierdurch der Erfolg der Maßregel mutmaßlich positiv beeinflusst wird (§ 67 StGB).

> Therapieangebote, Seite 23, 124 f., 134

Ziel der Unterbringung ist es, die Gefährlichkeit der untergebrachten Person so weit zu reduzieren, dass von ihr, und zwar ausgehend von ihrer psychischen Erkrankung, die beim Anlassdelikt ausschlaggebend war, keine erhebliche Gefahr mehr für die Gesellschaft ausgeht bzw. dass die Gefährdung auf ein vertretbares Maß reduziert ist. Die zuständigen Gerichte müssen bei Entscheidungen zu Lockerungen und zur Fortsetzung der Maßregel abwägen, ob der Grad der Freiheitsentziehung im Zusammenhang mit der von der untergebrachten Person ausgehenden Gefährlichkeit und der Dauer der Unterbringung – noch – gerechtfertigt ist.

**GEFÄHRLICHKEIT** Die »Gefährlichkeit« bezieht sich im Kontext der Maßregel nach § 63 StGB stets auf das sogenannte Anlassdelikt, also jenes Delikt, das die untergebrachte Person im Zustand der Schuldunfähigkeit oder verminderten Schuldfähigkeit begangen hat und als dessen Folge die Maßregel verhängt wurde. Hierbei muss berücksichtigt werden, dass es eine absolute Sicherheit nie gibt und geben kann, es muss stets im Einzelfall abgewogen werden zwischen der (mutmaßlichen) Gefährlichkeit des Untergebrachten und dem Grad des Freiheitsentzugs: Steht das Ausmaß des Freiheitsentzugs im Verhältnis zur (potenziellen) Gefährlichkeit?

**MASSREGEL NACH § 64 STGB** Die Maßregel der Unterbringung in einer Entziehungsanstalt wurde zum 1. Oktober 2023 novelliert. Seither gilt, dass die Maßregel nach § 64 StGB durch das zuständige Gericht verhängt werden kann, wenn eine Person:

- einen sogenannten Hang zum übermäßigen Konsum von Substanzmitteln (alkoholische Getränke oder andere Rauschmittel) aufweist *und*
- eine oder mehrere rechtswidrige Taten begangen hat, die überwiegend auf diesen Hang zurückzuführen ist bzw. sind, *und*
- die Gefahr besteht, dass die betreffende Person infolge ihres Hangs weitere erhebliche rechtswidrige Taten begehen wird.

Als »Hang« wird eine Substanzkonsumstörung definiert, die schwerwiegende und fortdauernde Beeinträchtigungen in der Lebensgestaltung, Gesundheit, Arbeits- und/oder Leistungsfähigkeit beinhaltet.

Für die Anordnung der Unterbringung nach § 64 StGB muss zudem erwartbar sein, dass die Therapieangebote eine hinreichende Aussicht auf Erfolg haben. Dies bedeutet, dass es konkrete Anhaltspunkte dafür geben muss, dass die Maßregel dabei unterstützend wirken kann, dauerhaft oder zeitweise abstinent zu leben oder zumindest den Substanzmittelkonsum so weit zu reduzieren, dass die betroffene Person vor der Begehung weiterer rechtswidriger Taten, die auf den Hang zurückzuführen sind, bewahrt wird.

Die Maßregel nach § 64 StGB kann unabhängig von der Schuldfähigkeit verhängt werden. Die angebotene Therapie im Rahmen dieser Maßregel ist auf die Abhängigkeitserkrankung ausgerichtet.

Abhängig vom begangenen Delikt und der Schuldfähigkeit werden regelmäßig parallel zur Maßregel Freiheitsstrafen verhängt, die vorab oder im Anschluss der Maßregel vollstreckt werden. Über die Reihenfolge der Vollstreckung entscheidet das zuständige Gericht (§ 67 StGB).

## Aufgaben des Maßregelvollzugs: Sichern und Bessern

Der Freiheitsentzug durch eine der Maßregeln nach § 63 oder § 64 StGB dient zunächst der Sicherung und dem Schutz der Allgemeinheit vor mit großer Wahrscheinlichkeit wiederholten erheblichen rechtswidrigen Taten des Betroffenen. Der Freiheitsentzug stellt für den Untergebrachten keine Strafe dar, sondern die Rechtsfolge einer Straftat. Das Maß des Freiheitsentzugs richtet sich nach der prognostizierten Gefahr, die von der untergebrachten Person ausgeht. Es muss fortlaufend geprüft werden, ob das Maß des Freiheitsentzugs weiterhin gerechtfertigt ist.

In der Praxis bedeutet dies, dass den betroffenen Personen in der Regel zunächst umfassend die Freiheit entzogen wird durch eine Unterbringung in einer gesicherten (das heißt: geschlossenen) Station bzw. Behandlungseinheit. Diese darf oft lediglich durch Mitarbeitende begleitet verlassen werden, und zwar zu begründeten Zwecken wie Gerichts- oder Arztterminen. Das Maß des Freiheitsentzugs wird während der Unterbringung schrittweise gelockert. Üblicherweise geschieht dies in einem ersten Schritt im Rahmen von Ausgängen in einem gesicherten Gelände oder Garten. Weitere Schritte sind durch Mitarbeitende begleitetes Verlassen der Einrichtung, Verlassen der Einrichtung für eine definierte Dauer ohne Begleitung, Fernbleiben der Einrichtung zur Übernachtung und schließlich das Wohnen außerhalb der Einrichtung. Auf die schrittweise Rücknahme des Freiheitsentzugs besteht ein Rechtsanspruch, da die Maßregel nicht stärker in die Freiheitsrechte des Betroffenen eingreifen darf, als – am Grad der Gefährlichkeit gemessen – unbedingt erforderlich ist (es gilt der Grundsatz der Verhältnismäßigkeit).

## Maß des Freiheitsentzugs – Rücknahme des Freiheitsentzugs

Das Maß des Freiheitsentzugs richtet sich nach der prognostizierten Gefährlichkeit.

Als Rücknahmen des Freiheitsentzugs (»Lockerungen«) werden die schrittweisen, gezielten und kontrollierten, stufenweisen Verringerungen des Freiheitsentzugs bezeichnet, wenn die durch die untergebrachte Person ausgehende Gefährdung nachweislich verringert bzw. prognostisch unwahrscheinlich ist. Das stufenweise Erlernen eigenständigen und eigenverantwortlichen Handelns ist im Rahmen der Unterbringung ein wesentlicher Bestandteil des *therapeutischen Ziels* und fest im Angebot verankert. Durch das schrittweise Reduzieren des Maßes der Freiheitsentziehung werden die Rehabilitation und Wiedereingliederung in die Gesellschaft maßgeblich mitgestaltet und vorbereitet.

Das Wort »kleinschrittig« ist im Rahmen der Rücknahme des Freiheitsentzugs geradezu wörtlich zu nehmen. Ein Rechtsanspruch auf täglich mindestens eine Stunde Aufenthalt im Freien hat zunächst jede untergebrachte Person. Dieser erfolgt in der Regel zunächst in Begleitung durch Mitarbeitende im geschützten Gelände der Einrichtung oder im Garten der Therapieeinheit. In besonderen Fällen kann auch eine Begleitung von zwei Mitarbeitenden erforderlich sein.

Die Rücknahme des Freiheitsentzugs wird nach und nach erweitert, beispielsweise in Form von Gruppenausgang mit Begleitung durch Mitarbeitende innerhalb des Geländes oder über den Eins-zu-eins-Ausgang außerhalb des Geländes, bevor Untergebrachte sich eigenständig außerhalb der Einrichtung bewegen *dürfen.* Wenn sich ein Untergebrachter außerhalb des Klinikgeländes bewegen darf, geschieht dies immer in enger Absprache mit dem Behandlungsteam. Termine, Uhrzeiten, Aufenthaltsorte und Aktivitäten wie Einkaufen, Kino- oder Verwandtenbesuche werden zuvor besprochen, geplant und durch das zuständige Team genehmigt.

In den Entscheidungsprozess für oder gegen eine Rücknahme des Freiheitsentzugs sind in der Regel alle Berufsgruppen eingebunden. Gemeinsam werden die fachlichen Gründe ausgearbeitet und Stellungnahmen abgegeben. Optimal ist es, wenn der Betroffene in diesen Prozess eingebunden wird. Letztverantwortlich für eine Lockerung ist der leitende Arzt bzw. die Ärztin der jeweiligen Einrichtung.

Für einige Formen der Rücknahme des Freiheitsentzugs muss die Klinikleitung die zuständige Vollstreckungskammer (Staatsanwaltschaft) um Genehmigung bitten, hier darf die Einrichtung nicht eigenständig entscheiden. Außerdem kann das Gericht bei der Verhängung der Maßregel festlegen, bei welchen Entscheidungen zur Rücknahme des Freiheitsentzugs es angefragt werden will. Das Gericht beruft sich bei seiner Entscheidung aber auch auf Stellungnahmen seitens der Einrichtung oder externer Gutachterinnen und Gutachter.

Mitarbeitende der Maßregelvollzugseinrichtung haben jederzeit die Möglichkeit, eine genehmigte Rücknahme des Freiheitsentzugs wie einen Ausgang im konkreten Einzelfall nicht zu erlauben, wenn sie dies fachlich begründen können und entsprechend dokumentieren. Dies kann zum Beispiel der Fall sein, wenn der begründete Verdacht besteht, dass der Untergebrachte im Rahmen der Lockerung ein dem Anlassdelikt, das die Unterbringung begründet, nahes Verhalten zeigt oder neue Delikte plant. Auch eine Verschlechterung des psychischen Zustands kann ein Grund sein für die Nichtgewährung einer Lockerung, wenn dies Auswirkungen auf die prognostizierte Gefährlichkeit der betroffenen Person hat.

Diese Entscheidungen werden in der Regel im Team erörtert und beschlossen. Es gilt stets, abzuwägen zwischen dem Grundsatz der Sicherung der Allgemeinheit und dem individuellen Recht auf Freiheit der betroffenen Person. Die Betroffenen haben die Möglichkeit, gegen Entscheidungen Beschwerde einzulegen, dann wird durch eine unabhängige Stelle überprüft, ob das Vorgehen, also die Einschränkung der Freiheit durch die Mitarbeitenden, legitim war und wie dem Untergebrachten gegebenenfalls Verfahrensgerechtigkeit verschafft werden kann. Wichtig ist im Zusammenhang mit der Rücknahme von Freiheitseinschränkungen, dass hierüber im jeweiligen Behandlungsteam offen gesprochen und diskutiert wird sowie dass eine Gesprächskultur vorherrscht, in der Befürchtungen und »vage Vermutungen« seitens aller Mitarbeitenden und der betroffenen Person sowie gegebenenfalls seiner An-/Zugehörigen geäußert und entsprechend ernst genommen werden.

Üblicherweise wird jede Rücknahme von Freiheitseinschränkungen zunächst in Begleitung durchgeführt und somit erprobt. In der Praxis stellen

Begleitungen bei Ausgängen einen wichtigen Baustein der professionellen Beziehungsgestaltung der Mitarbeitenden zum Untergebrachten dar. Es gilt, Vorbereitungen, Absprachen und Vereinbarungen zu treffen und die Aktivität außerhalb des gewohnten Rahmens der Station gemeinsam durchzuführen. Aspekte wie Vertrauen, Absprachefähigkeit und soziale Fähigkeiten des Betroffenen spielen ebenfalls eine wichtige Rolle bei diesen Begleitungen und verlangen neben einer tragfähigen Beziehung ein hohes Ausmaß professioneller Kompetenzen aufseiten der Mitarbeitenden.

> Beziehungsgestaltung, Seiten 59 f., 103, 129 f.

**THERAPIEANGEBOTE** In Deutschland darf niemandem prophylaktisch die Freiheit entzogen werden, ohne dem Betroffenen eine Chance zu geben, an der Ursache für diesen Freiheitsentzug zu arbeiten. Aus diesem verfassungsrechtlichen Grundsatz (Sozialstaatsgebot, Resozialisierungsgebot) ergibt sich, dass der Freiheitsentzug mit einem Behandlungs- und Therapieangebot einhergehen muss. Hierauf basiert die zweite Säule des Maßregelvollzugs: die Besserung.

Über die Inanspruchnahme des Therapieangebots kann der Untergebrachte selbst entscheiden, da auch hier das Selbstbestimmungsrecht in Behandlungsangelegenheiten gilt. Es gibt keinen Behandlungszwang, außer in Situationen, in denen ein einwilligungsunfähiger Betroffener die Chance, die ihm eine Behandlung bieten kann, nicht zu erkennen und sich nicht für eine Behandlung zu entscheiden vermag. In solchen Fällen darf unter Einhaltung zahlreicher Vorgaben (materieller und verfahrensrechtlicher Art) beispielsweise eine zwangsweise medikamentöse Behandlung durchgeführt werden. Diese darf jedoch ausschließlich mit dem Ziel der (Wieder-)Erlangung der Selbstbestimmungsfähigkeit ausgeführt werden. Außerdem besteht in Situationen, in denen Gefahr für Leib und Leben des Untergebrachten droht, zum Beispiel in medizinischen Notfall- oder psychiatrischen Krisensituationen, ein Recht zur Behandlung.

Im Rahmen der Maßregel nach § 63 StGB darf die Nicht-Inanspruchnahme des Behandlungsangebots nicht zum Nachteil des Untergebrachten ausgelegt werden. Das heißt etwa, dass ein Betroffener, der jegliches therapeutisches Angebot ablehnt, deshalb nicht nur nicht länger untergebracht oder die Unterbringung nicht gelockert werden darf, vielmehr ist auf die krankheitsinduzierte Gefährlichkeit des Betroffenen zu schauen: Das Maß des Freiheitsentzugs muss mit dem Ausmaß des Risikos für weitere erhebliche Straftaten aus dem Bereich des Anlassdelikts und der zugrunde liegenden Erkrankung korrelieren. In der Praxis stehen die Teilnahme an therapeutischen Angeboten (Psychoedukationsgruppen, die Verständnis für die Erkrankung vermitteln sollen, oder soziales Kompetenztraining zum Erlernen sozial erwünschter und notwendiger Handlungsfähigkeiten etc.), an der Behandlung (etwa medikamentös oder psychotherapeutisch) und die Reduktion der Gefährlichkeit, die in der Regel aus der psychischen Erkrankung oder Intelligenzminderung resultiert, in engem Zusammenhang. Daher hängen Therapieteilnahme und Gefährlichkeit(sreduktion) und somit Lockerungen und schließlich die Entlassung oftmals miteinander zusammen.

Wenn ein Betroffener nach § 64 StGB untergebracht ist, darf die Vollstreckung der Maßregel vom Therapieerfolg bzw. von der Aussicht auf den Therapieerfolg abhängig gemacht werden. Sind die Behandelnden oder der Betroffene selbst der Meinung, dass der Zweck der Maßregel nicht erreicht werden kann oder der Untergebrachte nicht die erforderliche Motivation zur Therapieteilnahme aufweist, kann von beiden Beteiligten beim zuständigen Gericht die Beendigung der Maßregel beantragt werden. Wenn bei verminderter Schuldfähigkeit parallel eine Haftstrafe verhängt wurde, wird diese dann nach Abbruch der Maßregel nach § 64 StGB fortgeführt, sofern sie nicht vorab bereits vollstreckt wurde.

***In Deutschland darf niemandem prophylaktisch die Freiheit entzogen werden, weil er gefährlich für die Allgemeinheit ist, ohne ihm eine Chance zu geben, an der Ursache für diesen Freiheitsentzug zu arbeiten. Aus diesem verfassungsrechtlichen Grundsatz (Sozialstaatsgebot,***

*Resozialisierungsgebot) ergibt sich, dass diese Art des Freiheitsentzugs, wie er auch im Maßregelvollzug stattfindet, mit einem Behandlungs- und Therapieangebot einhergehen muss.*

## Dilemmata bei der Ausübung von Sicherung und Besserung

In der Praxis zeigen sich bei den beiden Hauptaufgaben des Maßregelvollzugs, der Sicherung und der Besserung, regelmäßig Dilemmata. Diese ergeben sich unter anderem aus den spezifischen individuellen Ansichtsweisen aller Beteiligten: Juristinnen, Behandler, Untergebrachte sowie deren Angehörige. Ebenso entstehen Anforderungen aus den politischen und gesellschaftlichen Ansprüchen und Erwartungen an den Maßregelvollzug. Hieraus ergeben sich diverse Spannungsfelder.

Aus juristischer Sicht stehen in der Regel die Sicherung bzw. die von der untergebrachten Person ausgehende Gefahr für die Gesellschaft und die Verhältnismäßigkeit des Freiheitsentzugs (wie viel Freiheitsentzug ist im konkreten Fall zum gegenwärtigen Zeitpunkt gerechtfertigt?) im Fokus, zunächst losgelöst von der Teilnahme an Therapien und Behandlungsangeboten. Behandelnde hingegen betrachten oft den Aspekt der Teilnahme an Therapieangeboten und Besserung der Erkrankung als maßgeblich für den Umfang der Sicherung bzw. im Umkehrschluss für die Rücknahme von Freiheitseinschränkungen.

Ein Lebensentwurf der betroffenen Person, der eine tragfähige, gesellschaftlich anschlussfähige persönliche Bewältigungsstrategie der Erkrankung und der aus ihr hervorgehenden prognostizierten Gefährlichkeit beinhaltet, ist ein Ziel der Unterbringung. Die Erreichung dieses Ziels steht zwar häufig im Zusammenhang mit der Teilnahme an Therapien, Behandlungsangeboten und dem Gesundheitszustand, jedoch dürfen die Teilnahme an Behandlungsangeboten wie auch der Gesundheitszustand *nicht* maßgeblich sein bei der Rücknahme freiheitseinschränkender Maßnahmen. Hier gilt es, das Maß der krankheitsinduzierten Gefährlichkeit zugrunde zu legen, das prognostisch zu erheblichen Straftaten führen könnte. Zudem darf die Rücknahme freiheitseinschränkender Maßnahmen niemals eine Belohnung sein, zum Beispiel für eine Therapieteilnahme oder für Wohlverhalten auf der Station.

Die Behandelnden in den Maßregelvollzugseinrichtungen behalten in der Regel den Gesundheitszustand, das Gesundheitsmanagement, die sozialen und Alltagskompetenzen des Untergebrachten im Blick, und zwar in Anbetracht der Frage, inwieweit diese Faktoren die krankheitsinduzierte Gefährlichkeit beeinflussen. Die regelmäßige Überprüfung, ob einem Untergebrachten mehr Freiheit gewährt werden kann, bedarf einer gewissen Risikobereitschaft, Neues auszuprobieren, bei dem unter Umständen unvorhergesehene Ereignisse – schlimmstenfalls eine Flucht oder eine ernste Straftat – eintreten können.

Aus gesellschaftlicher Sicht wird die Sicherheit als oberste Aufgabe des Maßregelvollzugs angesehen. Es gilt die Maßgabe: Lieber wegsperren, als ein Rückfallrisiko eingehen. Hierbei wird oft außer Acht gelassen, dass die Untergebrachten im Maßregelvollzug ein Sonderopfer zugunsten des Schutzes der Gesellschaft erbringen und eben nicht »zur Strafe« untergebracht sind, also nicht für ihre Strafen »büßen« müssen.

***Die Rücknahme einer freiheitseinschränkenden Maßnahme darf nicht als Belohnung eingesetzt werden, zum Beispiel für eine Therapieteilnahme oder für Wohlverhalten auf der Station.***

In diesem Zusammenhang müssen auch das subjektive Sicherheitsempfinden vieler Menschen, die Skandalisierung in den Massenmedien und die oftmals in Stammtischparolen geäußerte Anspruchshaltung der Politik erwähnt und zurückgewiesen werden, denn: Absolute Sicherheit kann durch den Maßregelvollzug nicht gegeben werden.

Wer in einer Maßregelvollzugseinrichtung tätig ist, wird immer wieder auf ganz unterschiedliche Arten mit diesen Dilemmata konfrontiert. Bei umfassenden Entscheidungen zum Ausmaß des Freiheitsentzugs, wie es zum Beispiel bei Schwellenlockerungen der Fall ist, ist das Dilemma offensichtlich. Aber auch bei scheinbar alltäglichen Entscheidungen wie der Vermittlung eines Telefonats oder des Besuchs von Angehörigen können die beschriebenen Schwierigkeiten auftreten, weil individuell durch die Mitarbeitenden eingeschätzt werden muss, ob dies aus Sicherheits- und therapeutischen Gründen vertretbar ist. Gemeinsame Teambesprechungen und -entscheidungen sowie Supervisionen sind einige der Instrumente, die bei der Bewältigung der Dilemmata, die unweigerlich bei der Ausübung der professionellen Arbeit im Maßregelvollzug auftreten, hilfreich sind und Rückhalt bieten.

> Lockerungen, Seiten 11, 20 f., 44

**MEDIEN** In den Medien werden in regelmäßigen Abständen reißerische Reportagen veröffentlicht, die über die Behandlung und vermeintlich vielfach zu leichtsinnigen Rücknahmen freiheitseinschränkender Maßnahmen berichten. Die Öffentlichkeit erfährt aus dem Maßregelvollzug in den meisten Fällen nur dann, wenn es um Entweichungen und/oder erneute Straftaten der Untergebrachten geht. Auch der Neubau forensischer Einrichtungen, der Ausbau bereits bestehender Kliniken, steigende Belegungszahlen oder eine Überbelegung bestehender Einrichtungen wecken das gesellschaftliche Interesse. Bürgerinitiativen gegen Neubauten und lokale Medien bedingen sich beispielsweise oft gegenseitig und einseitig mit häufig übertriebener und vorurteilsbehafteter, populistischer, negativer Berichterstattung und Meinungsmache.

Die Stigmatisierung der Betroffenen, die die stark ressentimentbesetzten Merkmale »psychisch krank« und »Rechtsbrecher« aufweisen, wird durch diese Art der Berichterstattung forciert. Regelmäßig entsteht der Eindruck, dass seitens der Öffentlichkeit nicht mit, sondern über den Maßregelvollzug diskutiert wird; er ist oft Auslöser und Zielscheibe öffentlicher Diskussionen. Der Maßregelvollzug wird von der vorherrschenden rechts- und kriminalpolitischen Stimmung in der Gesellschaft geprägt, die ihrerseits wiederum aus den aktuellen gesellschaftlichen Normen und Werten gespeist wird.

Insbesondere die Maßregel nach § 63 StGB wird in der Gesellschaft vielfach als Möglichkeit angesehen, einen psychisch kranken Rechtsbrecher für unbestimmte Zeit unterzubringen, versehen mit einer Widerrufsklausel und als Therapie definiert. Für die Gesellschaft ist dies neben dem Schutz der Öffentlichkeit ein entlastender Gesichtspunkt: Dem Betroffenen kann vermeintlich dauerhaft die Freiheit entzogen werden, und trotzdem wurde über ihn nicht der Stab gebrochen, da er als schuldunfähig bzw. vermindert schuldfähig klassifiziert und ihm eine Therapie ermöglicht wurde und er bei entsprechendem Therapieerfolg entlassen werden kann.

Diese gesellschaftliche Haltung bedeutet, dass die Entwicklungen in der forensischen Psychiatrie stark politisch beeinflusst werden. Der Begriff »zero tolerance«, der ursprünglich aus New York stammt und dort für von Dealern und Kleinkriminellen »gesäuberte« Straßen steht, trifft die momentane gesellschaftliche und politische Auffassung über den Umgang mit Maßregelvollzugsklienten und -klientinnen. Diese gesellschaftliche und politische Sicht auf (ehemalige) Untergebrachte beeinflusst die Lockerungs- und Entlassungspraxis.

Das Zero-Tolerance-Konzept stellt den Aspekt einer vermeintlich »absoluten Sicherung« in den Vordergrund. Das Sonderopfer für die Allgemeinheit und die Reintegration der Betroffenen in die Gesellschaft geraten bei dieser Sichtweise unverhältnismäßig weit in den Hintergrund. Die an der Maßregelvollzugsbehandlung Beteiligten und Verantwortlichen müssen den Balanceakt zwischen dem Sicherheitsbedürfnis der Gesellschaft und dem Opferschutz einerseits sowie der Rehabilitation der Klienten andererseits ausführen.

**BEISPIEL**

Ein Vergewaltigungs- und Tötungsdelikt an einem Mädchen durch einen Untergebrachten des Westfälischen Zentrums für Psychiatrie in Eickelborn bewirkte den sofortigen Lockerungsstopp für alle Betroffenen mit Tötungs- und Sexualdelikten. Kein Untergebrachter durfte in der Folge die Einrichtung unbegleitet und ungesichert (sondern mit Handschellen) verlassen, auch wenn es zuvor über lange Zeit zu keinen sicherheits- oder gefährlichkeitsrelevanten Zwischenfällen gekommen war. Dies wurde begleitet von einer breiten Medienberichterstattung sowie längerfristigen politischen Reaktionen.

In der Einrichtung führte das zu unzähligen Diskussionen und Konflikten mit denen, denen Therapiefortschritte und Rückgang der Gefährlichkeit attestiert worden waren, sodass ihnen Rücknahmen des Freiheitsentzugs bereits zugestanden worden waren. Diese Personen fühlten sich (und wurden dies auch) ungerecht behandelt und bauten die damit einhergehende Frustration und den Ärger vielfach im Kontakt mit den Mitarbeitenden ab, die für sie die Repräsentantinnen und Repräsentanten des ungerechten Systems waren.

Es sollen mit diesem Beispiel keine Tötungs- und Sexualstraftäter in Schutz genommen werden, aber ob diese Kollektivbestrafung aus ethischer und rechtlicher Sicht und vor dem Gedanken der Besserung als Verfassungsauftrag des Maßregelvollzugs vertretbar war, ist fraglich. Das Beispiel verdeutlicht, dass sicherheitsrelevante Entscheidungen im Maßregelvollzug häufig nicht individuell und nach gründlicher Überlegung einzelfallbezogen stattfinden, sondern dass regelmäßig mit Kollektivmaßnahmen reagiert wird, die dem öffentlichen Sicherheitsbedürfnis Rechnung tragen sollen. Ob diese Art der Maßnahmen tatsächlich mehr Sicherheit bringt, bleibt zweifelhaft.

Die wachsenden baulichen und strukturellen Sicherheitsvorkehrungen in den Einrichtungen sind kritisch zu betrachten. Einerseits tragen sie zur Sicherheit bei und vermitteln ein Sicherheits*gefühl*. Andererseits sei dahingestellt, ob beispielsweise die hohen Mauern, eine immer weiter ausgefeilte Sicherheitstechnik, völlige Zugangsbeschränkungen für die untergebrachten Personen zum Internet wirklich die Unterbringung sicherer gestalten. Die hohe Mauer kann auch metaphorisch betrachtet werden: Von außen lässt sich nicht hineinblicken, von innen können die untergebrachten Personen nicht hinausschauen in die »Welt draußen« (zu der sie den Bezug verlieren, in die sie jedoch wieder reintegriert werden sollen nach der Unterbringung). Es bestehen zwei voneinander weitestgehend isolierte Orte, die ihre jeweils eigene Perspektive auf das Thema »Sicherheit« haben. Außenstehenden vermittelt die Mauer, die auch als Synonym für baulich-materielle Maßnahmen sowie für Abgrenzung und Exklusion psychisch kranker Rechtsbrecher gesehen werden kann, Sicherheit.

Ein weiterer Aspekt: Hohe Mauern, Sicherheitstechnik und viele andere Sicherheitsmaßnahmen bewirken keine intrinsisch motivierte Gefährlichkeitsreduktion bei den untergerbachten Personen und ebenso nicht die hiermit eng verbundene Möglichkeit der Wiedereingliederung in die Gesellschaft, der Etablierung eines tragfähigen (Lebens-)Konzepts zum Umgang mit der Erkrankung und mit der mit ihr einhergehenden Gefährlichkeit. Bedeutsam im Kontext von Sicherheit im Maßregelvollzug sind vielmehr infrastrukturelle und milieugestalterische Aspekte, interpersonelle Eigenschaften und Kompetenzen der Mitarbeitenden sowie therapeutische Ansätze und Angebote, die eine Gefährlichkeitsreduktion bewirken können.

In der öffentlichen Wahrnehmung und Diskussion kommen diese wesentlichen, ebenfalls Sicherheit gebenden und der Besserung dienenden Aspekte viel zu kurz.

***Sicherung im Maßregelvollzug findet durch bauliche und infrastrukturelle Maßnahmen statt. Sicherheit wird aber ganz wesentlich durch die professionelle Beziehungs- und Milieugestaltung sowie durch therapeutische Angebote mitgeschaffen.***

## Dauer und Beendigung einer Unterbringung

**§ 63 STGB** Für die Unterbringung nach § 63 StGB sieht das Gesetz zunächst keine Höchstfrist vor. Um einen ungerechtfertigten Freiheitsentzug zu vermeiden, hat die zuständige Strafvollstreckungskammer nach § 67e Abs. 2 StGB jeweils vor Ablauf eines Jahres zu prüfen, ob die Unterbringung weiterhin erforderlich und gerechtfertigt ist. Es gilt der Grundsatz der Verhältnismäßigkeit: Ist das Maß des Freiheitsentzugs (weiterhin) gerechtfertigt gegenüber der potenziellen Gefahr für die Allgemeinheit?

Dauert die Unterbringung mehr als sechs Jahre, gelten engere Vorgaben für die Fortdauer: Von der betroffenen Person muss die Gefahr ausgehen, dass sie infolge ihres Zustands erhebliche rechtswidrige Taten begeht, die mit schweren psychischen oder physischen Folgen für die Opfer einhergehen können. Diese Anforderungen werden ab einer Vollzugsdauer von zehn Jahren dahingehend weiter verschärft, dass die Opfer der erwarteten Straftaten *schwer* psychisch oder physisch geschädigt werden müssen.

Die weitere Vollstreckung des § 63 StGB ist zur Bewährung gemäß § 67d Abs. 2 S. 1 StGB auszusetzen, wenn zu erwarten ist, dass der Betroffene außerhalb des Maßregelvollzugs keine erheblichen krankheitsinduzierten rechtswidrigen Taten mehr begehen wird. Dies stellt die bedingte Entlassung aus dem Maßregelvollzug dar (»auf Bewährung«).

**FÜHRUNGSAUFSICHT** Mit der Aussetzung der Maßregel nach § 63 StGB zur Bewährung tritt die *Führungsaufsicht* ein. Diese stellt ebenfalls eine Maßregel der Besserung und Sicherung dar, die dem Betroffenen nach Verbüßung einer Strafe oder einer freiheitsentziehenden Maßregel auferlegt werden kann. Somit stellt auch die Führungsaufsicht ein Sonderopfer des Einzelnen zugunsten der Allgemeinheit dar. Sie dient einerseits dazu, die betroffene Person während dieser Zeit weiterhin zu unterstützen und zu begleiten durch professionelle Betreuung, wenn auch mit klaren Vorgaben, die einen Rückfall zu einem erheblichen krankheitsinduzierten Rechtsbruch aus dem Bereich des Anlassdelikts vermeiden sollen

(= Schutz der Allgemeinheit), andererseits dient sie der schrittweisen Annäherung an das Leben in der Gesellschaft.

Die Führungsaufsicht bleibt während der Zeit der bedingten Entlassung aus der Maßregel nach § 63 StGB bestehen, in der Regel für fünf Jahre. Das zuständige Gericht kann dem Betroffenen im Rahmen der Führungsaufsicht *Weisungen* auferlegen. Diese sind nicht fest vorgegeben oder definiert, sondern werden individuell festgelegt. Dennoch haben sie sich am Katalog des § 68b StGB zu orientieren und müssen ein bestimmtes gefordertes Verhalten exakt beschreiben und festlegen. Dies kann die Weisung sein, sich einer ambulanten Therapie oder Anbindung an eine forensische Nachsorgeambulanz zu unterziehen, regelmäßig die Suchtmittelabstinenz nachzuweisen oder bestimmte Orte, die beispielsweise einen Zusammenhang zum Anlassdelikt aufweisen, zu meiden.

Die Dauer der Führungsaufsicht beträgt üblicherweise zwischen zwei und fünf Jahren. Das Gericht kann die Höchstdauer jedoch verkürzen oder eine unbefristete Höchstdauer gemäß § 68c Abs. 2 S. 1 StGB anordnen. Die bedingte Entlassung kann bei Verstoß gegen die gerichtlichen Weisungen widerrufen werden, dann wird der Betroffene erneut im Maßregelvollzug untergebracht.

Eine Beendigung der Maßregel nach § 63 StGB tritt mit dem Ende der Führungsaufsicht ein.

**§ 64 STGB** Die Maßregel nach § 64 StGB ist gemäß § 67d Abs. 1 StGB zeitlich begrenzt auf zwei Jahre. Grundsätzlich ist die Anordnung dieser Maßregel möglich ohne parallel verhängte Freiheitsstrafe. Sofern jedoch neben der Maßregel eine Freiheitsstrafe verhängt wurde und die Maßregel zuerst vollzogen wird, verlängert sich die Höchstfrist um die Dauer der Freiheitsstrafe, soweit diese auf die Strafe angerechnet wird.

Wurde parallel zur Maßregel nach § 64 StGB eine Freiheitsstrafe angeordnet, so soll diese zumindest so weit vor der Unterbringung im Maßregelvollzug vollstreckt werden, dass nach Erledigung von zwei Dritteln der Gesamtfreiheitsstrafe eine bedingte Entlassung aus dem Maßregelvollzug möglich ist, sofern die Voraussetzungen hierzu erfüllt werden. Durch diese Regelung soll vermieden werden, dass der Betroffene nach einer erfolgreichen Therapie im Maßregelvollzug noch einmal in den Strafvollzug muss.

Bei einer Unterbringung gemäß § 64 S. 2 StGB muss die hinreichend konkrete Aussicht bestehen, dass die betroffene Person durch die Therapie entweder:

- »geheilt« wird von ihrer Substanzmittelkonsumstörung (dem »Hang«), ergo ein abstinentes Leben führen möchte und kann,

  oder:
- zumindest eine erhebliche Zeit vor einem Rückfall in diesen »Hang« bewahrt werden kann und
- von der Begehung weiterer erheblicher rechtswidriger Taten, die auf diesen »Hang« zurückzuführen sind, abgehalten wird.

In diesen Fällen kann das zuständige Gericht die Unterbringung für erledigt erklären.

Eine Überprüfung der Voraussetzungen für die Unterbringung nach § 64 StGB findet gemäß § 67e StGB spätestens halbjährlich durch das zuständige Strafvollstreckungsgericht statt. Auf Antrag kann diese Überprüfung auch früher stattfinden. Hierdurch soll vermieden werden, dass die Maßregel länger als notwendig vollzogen wird.

Wenn eine nach § 64 StGB untergebrachte Person bedingt entlassen wird, tritt Führungsaufsicht ein. Eine bedingte Entlassung aus der Unterbringung in einer Entziehungsanstalt ist nur möglich, wenn die Höchstfrist noch nicht abgelaufen ist.

# Das Setting im Maßregelvollzug und das therapeutische Milieu

Die Gestaltung der Settings und der therapeutischen Milieus ist elementare Aufgabe der professionellen Arbeit im Maßregelvollzug. Anders als zum Beispiel im allgemeinpsychiatrischen Krankenhaus muss bei der Gestaltung von Setting und Milieu im Maßregelvollzug der Umstand berücksichtigt werden, dass hier die Unterbringung langfristig erfolgt und eine Gestaltung möglichst an der Außenwelt orientiert sein sollte. Beispielhaft ist die Trennung der Lebensbereiche Arbeit, Wohnen und Freizeit sowie deren im Maßregelvollzugskontext mögliche individuelle Gestaltung.

Als »Setting« wird im Allgemeinen das Milieu, die Umgebung, also die gesamte Unterbringungssituation bezeichnet. Details und spezifische Settings werden im folgenden Abschnitt beschrieben.

Ein »Milieu« ist grundsätzlich das Umfeld bzw. der Lebensraum, in dem der Einzelne sich befindet und in dem er lebt. Maßregelvollzugseinrichtungen kennzeichnen sich durch spezielle Milieus. Diese werden zum einen durch die institutionellen Faktoren geprägt, wie die architektonische Gestaltung, Regelwerke (Gesetze, Vorschriften, Sicherheitskonzepte, implizite Regelungen wie Umgangsformen etc.), durch therapeutische Ansätze und Angebote. Zum anderen wird das Milieu wesentlich durch die Untergebrachten und die Mitarbeitenden beeinflusst. Insbesondere die Haltung und das berufliche Selbstverständnis der Mitarbeiterinnen und Mitarbeiter spielen hier eine wichtige Rolle. Die bewusste, gezielte Gestaltung des Milieus, also die Etablierung eines *therapeutisch wirksamen* Milieus, ist eine Kernaufgabe der im Maßregelvollzug Tätigen, insbesondere der Pflegenden. Pflegende sind jederzeit vor Ort, eine ihrer Kernaufgaben ist die Begleitung, Unterstützung und Anleitung der Untergebrachten im Alltag und bei der Auseinandersetzung mit den Auswirkungen der Erkrankung und Unterbringung auf den Alltag.

**THERAPEUTISCHES MILIEU** Der Einfluss der institutionellen Umgebung ist in Maßregelvollzugseinrichtungen immer gegenwärtig. Dieser kann sich positiv oder negativ, unterstützend oder behindernd auf den Therapie- und Behandlungsverlauf, auf die Sicherheit und auf die Gefährdungsaspekte, die von den Untergebrachten ausgehen können, auswirken.

Die aktuellen Ansätze in der Milieugestaltung entstanden aus der Auseinandersetzung mit negativen Erfahrungen aus den »Anstaltsmilieus«, insbesondere aus den Erkenntnissen zu den nachteiligen Einflüssen. Untersuchungen zeigen, dass ungünstige Milieueinflüsse in Einrichtungen Behandlungsverläufe und Therapieerfolge sowie die Sicherheit negativ beeinflussen (Abderhalden & Schexdt 2023). Eine wichtige Aufgabe der im Maßregelvollzug Tätigen ist daher die bewusste Milieugestaltung mit den Zielen:

- Herstellung eines therapeutischen Milieus, das einen optimalen Behandlungsverlauf und eine Gefährdungsreduktion ermöglicht,
- gezielte Gestaltung und Veränderung von Umweltfaktoren und Umgangsformen.

Dies findet sich in der Praxis beispielsweise in der Inneneinrichtung von Stationen wieder oder in Stationsregeln, die im Bezug zu dem gemeinsamen Miteinander auf der Station stehen. Die bewusste Gestaltung des Milieus kann den Untergebrachten neue Bedeutungsräume erschließen. Sie stellt im Zusammenspiel mit der Soziotherapie einen wichtigen Ansatz zur Gestaltung einer Umgebung innerhalb der Institution Maßregelvollzug dar, der Kompetenzen im Bereich der Aktivitäten und Teilhabe am sozialen Alltagsleben bei den Untergebrachten ausbilden und fördern soll.

> Soziotherapie, Seiten 135 f.

Zur Erreichung dieser Ziele und positiver Effekte müssen Setting und Milieu multidisziplinär unter Berücksichtigung medizinischer, pflegerischer, psychologischer, sozialer und infrastruktureller Aspekte und Erkenntnisse gezielt sicherheits- und therapieförderlich gestaltet werden. Hierbei gilt es auch, die spezifischen Voraussetzungen der Untergebrachten zu berücksichtigen, beispielsweise ihre Krankheitsbilder und Beeinträchtigungen, aber auch ihre Wünsche und Vorstellungen, die explizit thematisiert und, wenn möglich, eingebunden werden sollten.

***Mit der Beteiligung der Untergebrachten an der Milieugestaltung auf der Station wird vermittelt, dass das Engagement für eine möglichst positive Umgebung die Lebenszufriedenheit erhöht – auch im späteren Leben außerhalb der Institution.***

## Prinzipien der Milieugestaltung

Bereits vor rund fünfzig Jahren wurden von J. G. Gunderson (1978) Prinzipien benannt, die es bei der Gestaltung von Milieus zu berücksichtigen gilt. Dies zeigt, dass das Thema der Milieugestaltung die Psychiatrie schon lange beschäftigt. Die wichtigsten Prinzipien sind demnach:

**Containment:** wird als Sorge für eine sichere Umgebung bezogen sowohl auf psychische als auch auf psychologische Sicherheit beschrieben. Allerdings wird gleichzeitig davor gewarnt, den umschließenden Charakter von Containment zu sehr zu betonen, da damit die Gefahr verbunden ist, Eigeninitiative und Hoffnung zu unterdrücken und die soziale Isolation zu begünstigen.

**Support:** meint die bewusste Anstrengung zum Wohlbefinden der Patientinnen und Patienten und die Verbesserung ihres Selbstwertgefühls. Dies geht nicht voraussetzungslos, sondern erfordert die Bereitschaft der Mitarbeitenden, persönliche Erfahrungen zu teilen sowie Reaktionen und Verhaltensweisen von Patienten zu würdigen und anzuerkennen.

**Struktur:** wird als eine vorhersehbare Organisation von Zeit, Raum und Personen beschrieben. Die Vorhersehbarkeit dieser Dimensionen trägt dazu bei, einer amorphen Umgebung Gestalt zu verleihen und so die Orientierung zu erleichtern.

**Involvement:** beschreibt diejenigen Prozesse, die darauf abzielen, dass Patientinnen und Patienten sich aktiv mit ihrer sozialen Umgebung verbinden und an ihrer Gestaltung beteiligen, zum Beispiel in von Patienten geleiteten Gruppen.

**Validation:** bezieht sich auf die Wertschätzung der Individualität der Patientinnen und Patienten. Dies zeigt sich in individualisierten Therapieprogrammen, dem Recht der Untergebrachten auf Privatsphäre, an häufigen Einzelgesprächen, den Gelegenheiten, Fehler zu machen und daraus zu lernen, sowie in der Ermutigung, ihre persönlichen Grenzen im Sinne von Fähigkeiten und Möglichkeiten zu erweitern.

**Kontrolle:** erfolgt unter anderem durch die Schaffung eines äußeren Rahmens, die Erfüllung von Grundbedürfnissen, einer medizinischen Betreuung und dem Schaffen von Sicherheit für die Gemeinschaft der Untergebrachten, aber auch für die Besucher und Beschäftigten. In der Vergangenheit wurde der Aspekt der »ganzheitlichen Sicherheit« oftmals nicht bedacht. Jedoch erscheint es aus der Innensicht der Einrichtungen als absolut notwendig, die mit dem Thema »Sicherheit« verbundenen Bedürfnisse und Bedarfe *aller* Beteiligten zu berücksichtigen und diesen so weit wie möglich zu begegnen, denn unter anderem kann nur jener Mitarbeiter den Patienten ein Gefühl von Sicherheit vermitteln und in der Folge die weiteren Grundprinzipien erfüllen, der auch sich selbst sicher fühlt.

**Unterstützung:** Eine wichtige Aufgabe der Mitarbeitenden besteht darin, die Untergebrachten zu unterstützen, indem sie ihnen beispielsweise beratend zur Seite stehen, ihnen, unter Berücksichtigung der Nähe- und Distanzkritierien, Zuwendung geben und sie stets ermutigen, denn auch ein »Sie schaffen das« kann schon aufbauend sein, wenn etwa ein Untergebrachter nach vielen Jahren von einer geschlossenen Abteilung in eine Wohngruppe wechselt. Dabei ist es wichtig, dass die Unterstützung auf der Grundlage der persönlichen Bedürfnisse des Untergebrachten erfolgt und nicht nach dem Motto: »Ich weiß ja, was gut für Sie ist.«

**Alltagsstrukturierung:** In den Behandlungseinheiten sind immer wieder Sätze wie »Tagesstruktur ist wichtig für die Untergebrachten« zu hören. Um diese zu erlangen, benötigen die Untergebrachten Vorgaben etwa in Form von Informationen über Aktivitäten und den Ablauf des Tages, Tages- bzw. Wochenplänen und Stationsordnungen.

**Engagement:** Im Hinblick auf das Engagement sind sowohl die Untergebrachten als auch die Mitarbeitenden gefordert. Aufgabe der Einrichtungen und der Mitarbeitenden ist es, Gruppen, Versammlungen und Gremien zu gestalten, in denen Untergebrachten die Möglichkeit zur Mitentscheidung und Mitbestimmung gegeben wird. Für die Untergebrachten bedeutet dies, die Möglichkeit anzunehmen und somit (Mit-)Verantwortung zu übernehmen.

**Valorisierung:** Unter dem Aspekt, »den Untergebrachten dort abzuholen, wo er steht«, gilt es, die Therapie möglichst individuell abzustimmen. Von dieser Möglichkeit sollte gerade im Rahmen der Zwangsunterbringung im Maßregelvollzug Gebrauch gemacht werden, denn – und dies ist eine Erfahrung, die ein jeder von uns aus seinem Leben kennt – Maßnahmen und Aufgaben, mit denen man einverstanden ist und die man eventuell auch gerne macht, gehen leichter von der Hand als Maßnahmen und Aufgaben, die einem diktiert wurden. Eine gemeinsame Entscheidungsfindung (»shared decision making«) hält somit Widerstände gering.

## Praxis der Milieugestaltung

Dass in der täglichen therapeutischen und pflegerischen Arbeit zahlreiche Möglichkeiten bestehen, das Stationsmilieu positiv und konstruktiv zu gestalten, sollen hier die folgenden vier Stichworte verdeutlichen.

**Morgenrunden:** Diese finden in vielen Einrichtungen an jedem Wochentag statt. Sie dienen der wechselseitigen Informationsweitergabe. So können beispielsweise tagesaktuelle Termine, die personelle (Tages-)Besetzung, Therapieangebote und mögliche Ausfälle durch das Personal bekannt gegeben werden. Seitens der Untergebrachten werden aktuelle Anliegen, tagesaktuelle Ideen wie das Anschauen einer gemeinsamen Fernsehsendung oder der Wunsch nach einem Kickerturnier am Abend angesprochen. Die Morgenrunde wird von einem Moderator geleitet. Dieser kann, je nach Ausrichtung der Station, ein Mitarbeitender oder auch ein Untergebrachter sein. Die Dauer der Morgenrunde liegt zwischen 15 und 30 Minuten, variiert jedoch stark themen- und organisationsabhängig. Aus der praktischen Erfahrung heraus lässt sich festhalten, dass die Morgenrunden entsprechend abwechslungsreich und aktivierend gestaltet werden sollten, da diese ansonsten rasch zu einer Pflichtveranstaltung verkommen.

**Stations- und Hausversammlungen:** Anders als die Morgenrunden finden diese Versammlungen im Maßregelvollzug häufig einmal in der Woche statt. Hier kommen die meisten Elemente der Milieutherapie zum Einsatz. Es bietet sich an, die Stationsversammlung anhand einer Themenliste abzuhalten. Diese kann bereits einige Tage zuvor ausgehängt werden, sodass sowohl die Untergebrachten als auch die Beschäftigten die Möglichkeit haben, aktuelle Themen einzubringen.

Als inhaltliches Gerüst stehen oftmals Themen an wie die Vorstellung neuer Personen oder auch die Verabschiedung von Untergebrachten oder Mitarbeitenden, das Zusammenleben im Stationsalltag (Konflikte, Ordnung, Sauberkeit etc.), die Planung bestimmter Stationsaktivitäten zu unterschiedlichen Anlässen wie Weihnachtsfeiern, Zuckerfest u. Ä. Es ist dabei nicht unüblich, dass die Versammlung von einem der Untergebrachten geleitet wird und darüber hinaus auch ein Protokoll von einer anderen Person als dem Leiter der Versammlung erstellt wird, damit die Informationen auch denen, die nicht teilnehmen konnten, zugänglich gemacht und bei Bedarf auch zu einem späteren Zeitpunkt nachgelesen werden können.

**Wochenpläne:** Eine einfache, wenngleich nicht unwichtige Art der Strukturgebung stellt die Arbeit mit einem Wochenplan dar. Dieser kann, für alle ersichtlich, an einer bestimmten Stelle der Station bzw. Behandlungseinheit aufgehängt werden. In diesem Wochenplan finden sich alle feststehenden, für die Allgemeinheit relevanten, regelmäßigen Angebote wieder, beispielsweise Versammlungen, Mahlzeiten, Übergaben bzw. Teambesprechungen etc. Auf den einzelnen Untergebrachten individuell zutreffende Therapien und Angebote werden dagegen in einem individuellen Therapie- oder Wochenplan aufgelistet, den die Betreffenden in regelmäßigen Abständen, etwa wöchentlich oder monatlich, neu ausgehändigt bekommen.

**Untergebrachtensprecher bzw. -sprecherrat:** Durch die Bildung eines Rates der Untergebrachten können die Mitsprache und eine gemeinsame Entscheidungsfindung noch einmal deutlicher hervorgehoben und verbessert werden. Die Zusammensetzung kann auf unterschiedliche Art und Weise geschehen. So ist es möglich, zunächst auf jeder Station oder in jeder Behandlungseinheit einen Sprecher aus den Reihen der Untergebrachten von den Untergebrachten selbst wählen zu lassen. Diese Sprecher bilden dann den Untergebrachtenrat innerhalb der Einrichtung. Dieser kann und sollte an unterschiedlichen Vorgängen und Entscheidungen beteiligt werden, zum Beispiel wenn es um die Gestaltung des Außengeländes, die Anschaffung neuer Freizeit- und Beschäftigungsmöglichkeiten oder um die Ausrichtung eines Sommerfestes in der Einrichtung geht. Die Bildung und Einbeziehung eines solchen Gremiums setzt eine hohe recoveryorientierte Haltung der Einrichtung und ihrer Mitarbeitenden voraus.

> Recovery, Seiten 72 f., 78 ff.

So lassen sich viele Elemente installieren, die in einer Einrichtung den Umgang miteinander erleichtern und ein Nachlernen eines sozialen Verhaltens ermöglichen. Je ernster die Untergebrachten genommen werden, desto eher besteht die Möglichkeiten, dass sie sich verantwortungsvoll zu verhalten beginnen.

*Die Mitarbeitenden entscheiden in hohem Maße darüber, wie viel Mitsprache den Untergebrachten gegeben wird! Die Untergebrachten entscheiden, inwieweit sie diese Möglichkeiten nutzen!*

## Sozialpsychiatrische Elemente der Unterbringung

Sozialpsychiatrische Elemente sind eine wesentliche Grundlage der professionellen, an aktuellen Erkenntnissen ausgerichteten Gestaltung der Settings und Milieus im Maßregelvollzug. Diese Einrichtungen sind Institutionen, auf die viele Merkmale einer »totalen Institution« (Goffman) zutreffen, auch wenn es in den letzten Jahren zahlreiche Erfolg versprechende neue Konzepte und Ansätze gab, um dies zu ändern und um die negativen Auswirkungen der Institution auf die Untergebrachten zu mildern bzw. ihnen mehr Entwicklungsmöglichkeiten zu bieten.

Für die Betroffenen sind viele der als »gesellschaftlich normal« angesehenen sozialen Bezüge nicht verfügbar, sie werden unterbunden oder sogar ins Gegenteil verkehrt, zum Beispiel der spontane Kontakt mit Freunden. Außerhalb der Institution hingegen sind diese Bezüge Grundlagen des täglichen Lebens. Die mit der Unterbringung verbundenen Einschnitte können für die Betroffenen schwerwiegende Folgen haben, die sich in der Regel negativ auf den späteren Wiedereingliederungsprozess auswirken.

Bei der Arbeit im Maßregelvollzug müssen die Auswirkungen auf den Untergebrachten, die durch die Eigenschaften der Institution und die mit der Unterbringung verbundenen sozialen Einschnitte hervorgerufen werden (können), berücksichtigt sowie im Alltag immer wieder ins Bewusstsein gerückt werden, damit negative Auswirkungen frühzeitig erkannt und ihnen entgegengewirkt werden kann – soweit die institutionellen Bedingungen dies möglich machen. Die Wahrung einer größtmöglichen

Normalität unter den gegebenen Rahmenbedingungen und die Orientierung an »der Welt draußen« sind wichtige Elemente der professionellen Arbeit.

Persönliche und intrinsische Faktoren des Untergebrachten dürfen dabei nicht außer Acht gelassen werden, beispielsweise die Bereitschaft, Veränderungen einzugehen oder die psychische Erkrankung, von der die Gefährlichkeit für die Allgemeinheit ausgeht, zu bearbeiten und zu behandeln.

Die Milieus und Settings innerhalb der Einrichtung, die maßgeblich von den dort Tätigen mitgestaltet werden, haben nachweislich Einfluss auf die unterbringungsinduzierten Phänomene, im Positiven wie im Negativen. Die Effekte der totalen Institution auf den Einzelnen sind in der Regel nachteilig und prägen die dortige Sozialisation, also die Anpassung an die Denk- und Gefühlsmuster durch Verinnerlichung der vorherrschenden sozialen Normen der Einrichtung. Das beginnt schon mit der Grundvoraussetzung, dass nämlich die Untergebrachten üblicherweise unfreiwillig im Maßregelvollzug leben. Das gesamte Leben findet am selben Ort und unter derselben Autorität statt. Grenzen, die normalerweise verschiedene Orte und Autoritäten des täglichen Lebens voneinander trennen (Arbeiten, Wohnen und Freizeit), sind weitestgehend aufgehoben. Die Untergebrachten haben nur sehr eingeschränkte Möglichkeiten, selbst Grenzen zwischen den Bereichen des täglichen Lebens zu ziehen und vor allem: zu gestalten.

Der Tagesablauf ist strukturiert und wird zumeist für alle Untergebrachten identisch durch die Institution vorgegeben, eine eigenständige, im Hinblick auf die Rehabilitation sinnvolle Alltagsstrukturierung ist dem Einzelnen kaum möglich. Die Untergebrachten verbringen den gesamten Tag in einer Zwangsgemeinschaft in unmittelbarer Nähe einer großen Zahl von Mituntergebrachten und professionell Tätigen. Auf die Zusammensetzung der Gruppe und auf die Mitarbeiter kann seitens der Gruppenmitglieder kein Einfluss ausgeübt werden. Private Rückzugsmöglichkeiten sind sehr beschränkt, insbesondere bei der Unterbringung in Mehrbettzimmern.

Mit dem Eintritt in die Maßregelvollzugseinrichtung bricht der Untergebrachte seine bisherigen sozialen Bezüge zur Familie, zu Verwandten,

Kolleginnen und Freunden weitestgehend ab und lässt den größten Teil seines persönlichen Besitzes außerhalb zurück. Der Erwerb neuen Besitzes unterliegt während der Unterbringung der Kontrolle durch die Einrichtung. Anschaffungen wie ein Fernsehgerät oder ein Zeitschriftenabonnement, die sonst selbstverständlich und eigenverantwortlich entschieden werden, unterliegen in der Einrichtung der Genehmigung durch die Mitarbeitenden.

Aufgrund der räumlichen Begrenztheit innerhalb der Institution und zahlreicher gesetzlicher Vorgaben sowie der in der Regel begrenzt zur Verfügung stehenden Finanzmittel können die Untergebrachten lediglich beschränkt über persönlichen Besitz verfügen. Sie müssen sich oftmals entscheiden, welche Gegenstände sie in ihrem Zimmer zur Verfügung haben möchten, und zwar allein schon aus Platzgründen. Dabei sind Gegenstände, die gegen Sicherheitsrichtlinien verstoßen (hierzu gehören meistens auch Smartphones oder internetfähige Spielkonsolen), nicht gestattet. Zudem gibt es zahlreiche weitere Vorschriften (etwa Brandschutz), die den Erwerb und Besitz persönlichen Eigentums in der Einrichtung begrenzen.

Diese Merkmale sind nicht in allen Bereichen des Maßregelvollzugs gleich stark ausgeprägt, beispielsweise sind diese in einer hoch gesicherten Behandlungseinheit zur Krisenintervention stärker prägend als in einer Behandlungseinheit mit rehabilitativem Auftrag. Zudem hat jeder Untergebrachte in seinem Lebenslauf eine individuelle Sozialisationsentwicklung durchlaufen, vor deren Hintergrund die Merkmale einer totalen Institution jeweils auch unterschiedliche Wirkungen haben.

Die Sozialisation innerhalb der Einrichtung wird neben den beschriebenen Merkmalen der totalen Institution stark beeinflusst durch weitere mit der Unterbringung einhergehende Veränderungen, etwa:

- Veränderungen im persönlichen Spektrum sozialer Rollen,
- Veränderungen im sozialen Netzwerk,
- Hospitalismus.

Rollenveränderungen und -aufhebungen finden im Zusammenhang mit einer Unterbringung unweigerlich statt, etwa von den verschiedenen, sich ausgleichenden Lebensbereichen Wohnen, Arbeit und Freizeit. Die Rollen als Ehepartner, Vater, Freund, Kumpel, Nachbar, Hobbyfußballer und als berufstätiger Erwachsener werden verengt zu einem ausschließlich psychisch erkrankten Rechtsbrecher, der im Maßregelvollzug untergebracht werden muss, weil er für andere gefährlich ist.

**SOZIALE NETZWERKE** Durch diese Unterbringung wird das bisherige soziale Netz in der Regel teilweise oder vollständig unterbrochen, Kontakte werden oberflächlicher und ausgedünnt. Während der Unterbringung werden die Betroffenen unfreiwillig von der Teilhabe am Leben in der Gesellschaft ausgeschlossen. Vielfach ist die Pflege von Kontakten außerhalb der Einrichtung ausschließlich abhängig vom gewährten Lockerungsstatus und vom Fortschritt der Therapie. Dies bedeutet zum Beispiel, dass Besuche in vielen Einrichtungen zuvor genehmigt werden müssen durch das Behandlerteam, nachdem ein gemeinsames Gespräch stattgefunden hat mit den potenziellen Besuchern und Besucherinnen. Kontakte wie zu Vereinen werden während der Unterbringung oft langfristig ausgesetzt und können erst bei der entsprechenden Lockerung wie Einzelausgang außerhalb des Klinikgeländes wieder aufgenommen werden.

Einige soziale Kontakte dürfen aus therapeutischen Gründen nicht aufrechterhalten werden, wenn die Netzwerkkonstellation ungünstig ist und dadurch deliktnahes Verhalten begünstigt werden könnte oder der Rückfall zum Suchtmittelkonsum befürchtet werden muss.

Die Stigmatisierung von Untergebrachten im Maßregelvollzug hat also zur Folge, dass viele Kontakte gänzlich abgebrochen werden, und zwar sowohl von den Betroffenen selbst als auch von ihren Angehörigen, Freunden, Bekannten. In der Praxis ist häufig festzustellen, dass der Betroffene und sein soziales Umfeld über lange Zeiträume bereits vor dem Delikt, oftmals mehrere Jahre, den Belastungen, die durch die psychische Erkrankung vorherrschten, ausgesetzt waren. Diese für alle Beteiligten schwierige Situation fand ihre Zuspitzung im Anlassdelikt für die Unterbringung. Nicht selten sind Personen aus dem nahen Umfeld einbezogen in das Delikt oder aber sogar Opfer. Die Unterbringung kann in derartigen Fällen Entlastung und Belastung zugleich sein.

**BEISPIEL**

Ein 27-jähriger Mann ist seit seinem 21. Lebensjahr an einer Psychose erkrankt, mit religiös anmutenden Wahnvorstellungen und zeitweiligem Cannabiskonsum, um, so der Patient, die Stimmen, die er hört (Jesus und einige seiner Apostel), zu bewältigen. Der Betroffene lebte bis zum Delikt bei seinen Eltern in einem augenscheinlich intakten Umfeld. Nach einer mehrmonatigen Phase ohne Behandlung und Medikation verschlechterte sich der psychische Gesundheitszustand jedoch und der junge Mann begann, Familienmitglieder als »Satansmenschen« zu verkennen. Er fühlte sich von ihnen bedroht und sah sie als Unheil an. In der Folge verletzte er seinen Vater sehr schwer, der für ihn der Teufel gewesen war und den Gott ihm als Probe geschickt hatte, unter anderem attackierte er ihn mit einem Messer. Bei der Festnahme durch die Polizei leistete der Betroffene schweren Widerstand. Der Vater überlebte den Angriff ohne körperliche Folgeschäden.

Es erfolgte die Unterbringung, zunächst nach § 126a StPO (»Einstweilige Unterbringung«). Nach Rechtskraft des Urteils wurde der Betroffene schuldunfähig nach § 63 StGB im Maßregelvollzug untergebracht. Mit Beginn der Unterbringung erfolgte ein lang andauernder Kontaktabbruch zur Familie. Nach mehreren Monaten im Maßregelvollzug nahm der Betroffene, unterstützt und begleitet durch das Behandlungsteam, erstmals telefonisch Kontakt zu seinen Eltern auf. Schrittweise wurde dieser Kontakt wiederhergestellt, in enger Begleitung durch das Team bis hin zu begleiteten Besuchen im Elternhaus. So fanden beispielsweise Elterngespräche statt, die den Eltern Erkrankung, Delikt, Bedeutung und Chancen der Unterbringung darlegten.

Fortan waren die Eltern bereit, den Sohn nach der Entlassung zu unterstützen und wieder bei sich aufzunehmen, es fanden bereits erste Übernachtungen bei ihnen statt und die Dauerbeurlaubung mit den Entlassungsvorbereitungen wurde geplant.

Dieser Fall zeigt zum einen, wie wichtig das soziale Umfeld, der »soziale Empfangsraum« für die Betroffenen sein kann, insbesondere hinsichtlich einer Entlassungsplanung. Zum anderen wird deutlich, dass der Einbezug des sozialen Umfelds und das Vermeiden langfristiger Kontaktabbrüche wichtige Aufgaben der Mitarbeitenden sind. Ressourcen und Möglichkeiten, die sich im Hinblick auf die Gefährlichkeitsreduktion und die Behandlung durch Einbezug des sozialen Umfelds ergeben, gilt es daher auszuschöpfen. Gleichzeitig sind Mitarbeitende im Maßregelvollzug in einer Doppelfunktion tätig: Neben dem Behandlungsangebot für die Untergebrachten geht es auch darum, Angehörige beim Umgang und der Bewältigung der Unterbringung zu begleiten und sie keinem überhöhten Risiko auszuliefern. Zu berücksichtigen ist zudem, dass Angehörige die betroffene Person mit ihrer Erkrankung vor der Unterbringung oft eine lange Zeit begleitet haben, selbst zu Betroffenen geworden oder sogar Opfer des Delikts geworden sein können.

***Angehörige stellen eine große Ressource dar, die genutzt werden muss. Den Kontakt aufrechtzuerhalten kann für die spätere Resozialisierung des Untergebrachten sehr wichtig sein. Gleichzeitig müssen auch Unterstützung und Schutz der Angehörigen berücksichtigt werden.***

Seine sozialen Kontakte innerhalb der Maßregelvollzugseinrichtung kann der Betroffene nicht frei wählen. Durch die Unterbringung und die damit verbundenen sozialen Einschnitte und Stigmata entsteht in der Folge häufig ein geringes Selbstwertgefühl.

**SOZIALE KOMPETENZEN** Spezifische soziale Erlebnisse können außerdem durch den Untergebrachten überbewertet oder falsch interpretiert werden, etwa aufgrund eines Mangels an sozialen Erfahrungen während der Unterbringung. So können von längerfristig Untergebrachten Kontakte zum anderen Geschlecht, die auf einer professionellen Beziehungsebene stattfinden (etwa durch die Bezugspflegekraft), mitunter falsch interpretiert werden im Sinne einer Freundschaft bis hin zu einer potenziellen Liebesbeziehung. Dieses Beispiel verdeutlicht die Wichtigkeit einer regelmäßigen Reflexion des Nähe-Distanz-Verhältnisses.

Häufig entsteht eine selektiv negative Wahrnehmung, bei der positive Ereignisse systematisch ausgeblendet werden. In der Praxis zeigt sich, dass Mitarbeitende im Maßregelvollzug oft eine einseitig negative Wahrnehmung der Untergebrachten haben, die auf die Erkrankung, das Delikt und die damit verbundenen Defizite zielt. Ressourcen und positive Eigenschaften, auch aus der Zeit vor der Unterbringung wie im erlernten Beruf, bei Hobbys oder sonst im sozialen Netzwerk, gilt es bewusst in den Fokus zu nehmen. Diese können zum einen wertvolle Möglichkeiten bieten die im Rahmen der Therapie und Rehabilitation genutzt werden sollten. Zum anderen ist es hilfreich für die im Maßregelvollzug Tätigen, ein ganzheitliches, differenziertes Bild des Betroffenen zu haben, um das Behandlungs- und Therapieangebot möglichst zielgerichtet gestalten zu können.

Depressive Attribuierungsmuster, bei denen eigene Misserfolge auf stabile und grundsätzliche Persönlichkeitseigenschaften zurückgeführt werden, führen oft dazu, dass individuelle Erfolge mit Zufällen oder situativen Umständen begründet werden.

Mit dem Verlauf der Unterbringung verlernen viele Untergebrachte soziale Kompetenzen, die später die Alltagsbewältigung in der Gesellschaft beeinträchtigen können. Dies kann beispielsweise die Erledigung von Bankangelegenheiten betreffen, den Umgang mit neuen Medien oder selbstständiges Wirtschaften mit dem zur Verfügung stehenden Geld.

**BEISPIEL**

Ein 47-jähriger Mann mit einer Schizophrenieerkrankung war bereits rund acht Jahre im Maßregelvollzug untergebracht. Das Anlassdelikt war versuchter Totschlag im Rahmen einer Verkennung gewesen. Vor der Unterbringung war der Betroffene als Schreiner tätig gewesen und hatte seinen Alltag gut selbst strukturieren können und lebte auch in einer eigenen Wohnung. Während der Unterbringung bekam er das übliche Taschengeld (Bargeld, wöchentlich ausgezahlt), Bekleidungsgeld (in Form von Guthaben, das über die Kasse der Einrichtung verwaltet wurde) und Entlohnung aus der Arbeitstherapie, die ebenfalls in Form kleiner Barbeträge ausgezahlt oder als Übergangsgeld angespart wurde für die Zeit nach der Entlassung (für eine Wohnungseinrichtung oder Ähnliches). Die administrativen Tätigkeiten wurden, wie üblich, weitestgehend durch Mitarbeitende der Klinik oder durch den gesetzlichen Betreuer übernommen.

Im Rahmen eines begleiteten Ausgangs außerhalb des Klinikgeländes wollte der Betroffene – seine Dauerbeurlaubung wurde bereits geplant – ein Girokonto bei einer örtlichen Bank eröffnen und seinem Neffen als Geschenk zum 18. Geburtstag und für den Führerschein ein wenig Geld überweisen. Der Bankbesuch wurde zuvor mit der Bezugspflegekraft und dem zuständigen Sozialarbeiter geplant und besprochen. Nach Eröffnung des Girokontos sollte der Betroffene durch einen Mitarbeiter der Bank in das Selbstbedienungsterminal für Geldtransaktionen eingeführt werden.

Mitten in dieser Einweisung wurde der Betroffene plötzlich sehr aufgeregt, verließ die Bankfiliale und begann draußen zu weinen. Im Gespräch mit der Pflegekraft äußerte er anschließend, dass ihm in dem Moment, als der Bankangestellte ihm das Terminal erklären wollte, bewusst geworden sei, was er während der Zeit der Unterbringung verpasst und verlernt habe. Damals, vor seiner Unterbringung, habe er Überweisungen auf Papiervordrucken ausgefüllt und sei im

Alltag gut klargekommen. Nun habe er Angst, den Anforderungen »draußen« mit all den neuen digitalen Veränderungen nicht mehr gewachsen zu sein.

Dieses Beispiel zeigt, dass während der Unterbringung im Maßregelvollzug stets ein Bezug zum Alltag und der Gesellschaft außerhalb des Maßregelvollzugs aufrechterhalten werden muss, gerade in einer sich rasant verändernden Gesellschaft. Ist doch das oberste Ziel der Unterbringung die spätere Wiedereingliederung nach vorangegangener Besserung und Sicherung. Die Beeinträchtigung des sozialen Netzwerks kann sonst die soziale Isolation sogar noch forcieren.

UNTERBRINGUNGSEFFEKTE Als *unterbringungsinduzierte Phänomene* werden alle negativen somatischen und psychischen Begleitfolgen definiert sowie Entbehrungen, die aus einer Unterbringung im Maßregelvollzug oder in einer anderen Einrichtung (in einem Krankenhaus, einem Heim oder einer Justizvollzugsanstalt etc.) resultieren. Dies sind insbesondere Mechanismen, die durch die typischen Eigenschaften der totalen Institution ausgelöst werden.

In der Praxis können die Auswirkungen der institutionellen Einflüsse bei den Untergebrachten zu ganz verschiedenen Reaktionen führen: Austesten von Grenzen, eigene Regelauslegung, Rebellion gegen die Einrichtung und vieles mehr. Dies richtet sich in der Regel gegen die Mitarbeitenden vor Ort, die den Unmut der Untergebrachten zu spüren bekommen. Die Betroffenen können auf diese Lebenssituation ganz unterschiedlich reagieren, nämlich durch:

- Aggressionsdurchbrüche als Ausdruck der persönlichen Machtlosigkeit,
- Kolonisierung, also sich »häuslich« in der Institution einrichten und deren Vorteile so weit wie möglich mit dem geringsten Widerstand ausnutzen,
- Konversion als Bekenntnis zur Institution, Übernahme(-versuch) der

Rolle des »Musterpatienten« oder auch der Wunsch, geradezu als »Hilfstherapeut« (für andere!) zu erscheinen.

Im Maßregelvollzug Tätige müssen stets kritisch prüfen, inwieweit diese Aspekte Auswirkungen auf den einzelnen Betroffenen oder auf die Gruppe haben, im Positiven wie im Negativen, und wie gegebenenfalls gegensteuert werden kann.

Besonders schwerwiegende Folgen können Zwangsmaßnahmen wie Absonderungen, Fixierungen oder Zwangsbehandlungen haben. Studien belegen, dass im Kontext dieser Maßnahmen bei den Betroffenen insbesondere negative Emotionen wie Wut, Aggression, Scham oder Machtlosigkeit auftreten können. Selbststigmatisierung und Beziehungsabbrüche sowie Misstrauen dem Team gegenüber sind weitere häufig vorkommende Phänomene. Auch psychotische Symptome können durch Absonderungen und Fixierungen hervorgerufen werden (siehe etwa Armgart u. a. 2013).

KOMMUNIKATION Klarheit, Transparenz und offene Kommunikation über gegenseitige Erwartungen stellen wichtige Elemente der professionellen Grundhaltung dar, die auf dem Weg zur Sinnfindung und zur persönlichen Orientierung der Untergebrachten hilfreich sind. Kritisches Hinterfragen der eigenen Arbeit und der institutionellen Gegebenheiten sollte eine Grundqualität der Arbeit sein, um die Auswirkungen der beschriebenen Einflüsse wahrnehmen und adäquat auf sie reagieren zu können.

Außerdem spielen die beschriebenen Eigenschaften der Unterbringung und des Maßregelvollzugs in Kombination mit den Informationen über den Untergebrachten eine wichtige Rolle, um die Behandlung, Therapie und Betreuung individuell abzustimmen und eine tragfähige Beziehung aufzubauen. Das bedeutet beispielsweise, dass Informationen über die Sozialisation eines Drogenabhängigen (Wie hat er im Drogenmilieu gelebt, wie ist er in die Abhängigkeit geraten, vor welchem Hintergrund hat er sein Delikt begangen?) in einen Kontext mit den Eigenschaften der Unterbringung (etwa kein Zugang zu Suchtmitteln, Zwangsgemeinschaft, klare Regeln und Strukturvorgaben) und des Maßregelvollzugs (wie Freiheitsentzug und Therapieangebote) zu setzen sind. Oder man führt sich einen Betroffenen vor Augen, der vor seiner Unterbringung lange obdachlos gewesen war und ohne feste Tagesstruktur gelebt hatte. Vor solchen Hintergründen und Informationen lassen sich Verhaltensweisen des Betroffenen besser erklären oder Bestandteile des spezifischen Therapieplans ableiten.

Negative Reaktionen und Verhaltensweisen der Untergebrachten dürfen von den psychiatrisch Tätigen keinesfalls als persönliche Kränkung aufgefasst, sondern müssen vielmehr als Ausdruck der beschriebenen Auswirkungen der Unterbringung und der zugrunde liegenden Erkrankung angesehen werden. So kann die Ablehnung von Therapie- und Beziehungsangeboten ein Ausdruck der erlebten Macht- und Hilflosigkeit sein. Auch Streitigkeiten der Untergebrachten untereinander oder Beleidigungen der Mitarbeitenden können vorrangig Ohnmacht ausdrücken. Mit dem nötigen Hintergrundwissen können derartige Verhaltensweisen professionell und konstruktiv im therapeutischen Prozess bearbeitet und genutzt werden als Grundlage für Veränderungen und Entwicklung.

Im Maßregelvollzug Tätige aller Berufsgruppen müssen hinsichtlich dieser Aspekte stets selbstkritisch die eigene Haltung und das persönliche Handeln hinterfragen und es immer wieder neu ausrichten. Teambesprechungen, kollegiale Beratung und Supervisionen sind hierbei wesentliche Unterstützungen.

Bei der Arbeit im Maßregelvollzug ist es wichtig, eine Gestaltung von Milieu und Therapie zu verwirklichen, in denen positive Veränderungen und eine persönliche Entwicklung möglich sind.

Üblicherweise sind die Behandlungseinheiten bzw. Stationen in den Maßregelvollzugseinrichtungen spezialisiert auf einen bestimmten Behandlungs- oder Unterbringungsabschnitt oder aber auf ein bestimmtes Krankheitsbild der dort Untergebrachten. Ein Beispiel sind Aufnahmestationen, auf denen die Untergebrachten nach Eintreten der Rechtskraft der

Maßregel zunächst aufgenommen werden. Hier wird in der Regel die weitere Differenzialdiagnostik betrieben sowie der weitere Behandlungs- und Therapiebedarf eingeschätzt und geplant.

Sind diese Aspekte geklärt und bearbeitet, erfolgt die Verlegung auf eine Therapiestation. Diese Behandlungseinheiten sind – je nach Einrichtung – auf bestimmte Krankheitsbilder oder auf konkrete Therapieformen ausgelegt. Wenn Behandlung und Therapie erfolgreich verlaufen, die Auswirkungen der Erkrankung auf die Gefährdung abnimmt und der Grad der Sicherung aufgrund der abnehmenden Gefährdung gelockert werden kann, erfolgt üblicherweise eine Verlegung auf eine weniger gesicherte, auf Rehabilitation und Wiedereingliederung fokussierte Behandlungseinheit.

***Unterbringungsinduzierte Phänomene gilt es möglichst zu vermeiden bzw. so gering wie möglich zu halten, da sie schwerwiegende Auswirkungen für den Betroffenen und für sein Umfeld haben können. Wichtig ist, auf die Fähigkeiten und Ressourcen der Betroffenen zu schauen und mögliche Beschimpfungen oder Beleidigungen auch als möglichen Ausdruck von Ohnmacht angesichts der Unterbringung zu verstehen.***

## Milieugestaltung im Unterbringungsverlauf

Folgende Möglichkeiten der Milieu- und Settinggestaltung sind beispielhaft für die einzelnen Abschnitte der Unterbringung und Behandlung.

AUFNAHME- UND KRISENSTATION Während dieses Abschnitts (Aufnahme und Krisenbewältigung) der Unterbringung ist ein strukturgebendes Milieu förderlich, in dem folgende Ziele und Maßnahmen im Fokus stehen:

Dem Untergebrachten werden der Maßregelvollzug, die Rahmenbedingungen und Hintergründe der Unterbringung sowie die Ziele und Inhalte *erklärt*. In der Praxis zeigt sich, dass die meisten Untergebrachten insbesondere zu Beginn diesbezüglich große Wissensdefizite aufweisen.

Notwendig ist die Unterstützung einer *realistischen Wahrnehmung* des Untergebrachten hinsichtlich bedrohender und belastender Faktoren, die oftmals durch die Erkrankung und die spezifische Sozialisation hervorgerufen werden und die den Alltag und das Miteinander in der Gruppe beeinträchtigen.

Das Erarbeiten und Anwenden geeigneter *Bewältigungsstrategien* für den Umgang mit den belastenden Faktoren sollte nicht unterbleiben.

Den Untergebrachten sind die im Rahmen der Institution vorhandenen Unterstützungs- und Fördersysteme bekannt zu machen und die Nutzung ist einzuüben. Eine *weiterführende Zielsetzung und Behandlungsplanung* sind zu erarbeiten.

Während dieses Abschnitts der Unterbringung liegen die Hauptaufgaben der Mitarbeitenden im Aufbau einer tragfähigen professionellen Beziehung, in der engen Begleitung, in Zweiergesprächen, in ersten Ansätzen der Psychoedukation und in der Adhärenzförderung (gelernt wird hierin, die gemeinsam abgesprochenen Übereinkünfte einzuhalten). Die Vermittlung einer sinnhaften persönlichen Orientierung – der Unterbringung einen Sinn abzugewinnen und hoffnungsvoll in die Zukunft zu blicken – ist eine weitere wesentliche Aufgabe während der ersten Phase der Unterbringung.

> Adhärenztherapie, Seiten 84 ff.

**REGEL- UND THERAPIESTATION** Während der Unterbringung auf sogenannten Regel- oder Therapiestationen fördern Setting und Milieu möglichst weitgehend die Eigenverantwortung und Partizipation der Untergebrachten. Die Förderung der Selbstständigkeit und der sozialen Kompetenzen bildet einen Schwerpunkt. Individuelle Probleme und Informations- bzw. Wissensdefizite gilt es zu bearbeiten. Die Mitarbeitenden können dieses Milieu durch Maßnahmen wie Großgruppenangebote, gezielte symptomfokussierte Psychoedukationsangebote, soziales Kompetenztraining, Informationsvermittlung sowie durch die Unterstützung bei der Fortentwicklung eines persönlichen Lebenssinns und einer Orientierung fördern.

**LANGE THERAPIEVERLÄUFE** Ein Teil der Untergebrachten im Maßregelvollzug weist aufgrund der Gefährlichkeit für die Allgemeinheit die Notwendigkeit einer lang andauernden Unterbringung von sechs Jahren und mehr auf. Bei diesen Personen haben sich die psychischen Erkrankungen chronisch manifestiert, die erhebliche Gefährlichkeit für die Allgemeinheit bleibt bestehen.

Bei der Gestaltung eines geeigneten Settings und Milieus für Langzeituntergebrachte bilden der Erhalt und die Pflege gesunder, selbstständiger Anteile einen Schwerpunkt. Die Förderung der Lebensqualität unter den gegebenen Rahmenbedingungen im Maßregelvollzug ist bei diesen Menschen oft wichtiger als erfolgreiche Therapieverläufe. Das Milieu ist möglichst auf ein Gemeinschaftserleben in Kleingruppen (Wohnen, Freizeit, Beschäftigung) ausgelegt. Niederschwellige Angebote und ein nur wenig verpflichtendes therapeutisches Programm bilden weitere Säulen des Milieus und Settings. Veränderungen und Fortschritte finden hier in der Regel sehr kleinschrittig statt. Dies bedarf der sensiblen Wahrnehmung und Geduld durch die Mitarbeitenden.

**REHABILITATION** Im Rahmen dieser letzten Unterbringungs- und Behandlungsphase steht die Förderung der Selbstständigkeit zur Vorbereitung auf ein eigenständiges Leben außerhalb der Einrichtung an zentraler Stelle. Das Milieu sollte animierend und reflektierend gestaltet sein: Autonomie und soziale Teilhabe gilt es zu erlernen und zu fördern, Tagesstruktur, berufliche Perspektiven und Freizeitgestaltung müssen ausgearbeitet, ausprobiert und gefestigt werden. Weiterführende Therapie und Behandlung, die möglicherweise eine Bedingung für die Entlassung oder Langzeitbeurlaubung sind, müssen geplant werden, der Untergebrachte muss das erforderliche Wissen hierüber erhalten. Notfallpläne müssen erarbeitet werden, damit er mit Krisen außerhalb des geschützten Rahmens adäquat umgehen kann. Komplementäre Dienste wie ambulant Betreutes Wohnen oder rechtliche Betreuer müssen installiert bzw. mit einbezogen werden.

Die Maßnahmen, die die Mitarbeitenden den Untergebrachten in diesem animierenden und reflektierenden Milieu anbieten, haben ihre Schwerpunkte in Klein- und Großgruppenangeboten, Interventionen zum Erlernen von Alltags- und sozialen Kompetenzen, Unterstützung bei der Alltagsstrukturierung, Psychoedukation und Adhärenztherapie. Insbesondere in dieser Unterbringungs- und Behandlungsphase sind Ehrlichkeit und Transparenz wichtige Elemente der professionellen Grundhaltung, da sie oft eine große Rolle bei der Sinnfindung und persönlichen Ausrichtung der Untergebrachten im Hinblick auf die Zeit nach der Maßregel darstellen.

***Während der Entlassungsvorbereitung sollten den Betroffenen Hoffnung, aber auch eine kritische Selbstwahrnehmung vermittelt werden. Wichtig außerdem: individuelle Pläne zu erstellen, um Krisen »draußen« frühzeitig zu erkennen (Frühwarnzeichen) und Strategien im Umgang mit diesen einzuüben, um schon sich anbahnende Krisen rechtzeitig zu erkennen und vorzubeugen.***

# Haltung und Beziehungsgestaltung

Die tägliche Arbeit mit den Untergebrachten erfordert von den Mitarbeitenden hinsichtlich Methoden und Arbeitsweisen ein hohes Maß an Professionalität und kompetenter Vielfältigkeit. Im folgenden Kapitel werden Grundlagen der professionellen Haltung, der Beziehungsgestaltung und die nötigen Konzepte und Werkzeuge der Arbeit beschrieben.

Der umgangssprachlich häufig als »Forensik« oder »forensische Psychiatrie« bezeichnete Maßregelvollzug ist eine Fachrichtung der Psychiatrie. Die aufgeführten Konzepte und Instrumente sind daher ebenso – teils in abgewandelter Form – für die anderen Bereiche der Psychiatrie gültig, in der die gleichen Krankheitsbilder auftreten, zum Beispiel in den Fachabteilungen für Abhängigkeitserkrankungen. Neben den aufgeführten Ansätzen gibt es viele weitere Herangehens- und Arbeitsweisen. Wir wollen hier eine Auswahl vorstellen, die auf aktuellen wissenschaftlichen und praktischen Erkenntnissen sowie auf professionellen Ansprüchen basiert.

## Haltung

Die persönliche Haltung der forensisch-psychiatrisch Tätigen spielt eine zentrale Rolle bei der praktischen Arbeit mit den Untergebrachten, und zwar sowohl bezüglich der *Wirksamkeit* der angebotenen Therapie und Behandlung als auch für die Beziehungsgestaltung als *Grundlage* für die professionelle Arbeit. »Professionalität« impliziert hier neben Fachwissen auch, Kenntnisse über sich selbst in allen Facetten zu haben, sich kritisch hinterfragen zu können und sich seiner Wirkung auf andere Personen bewusst zu sein.

Eine positive, konstruktive Grundhaltung für die Arbeit im Maßregelvollzug zu entwickeln ist eine Herausforderung, gilt es doch, mit psychisch kranken Rechtsbrechern, die teilweise schwere und unvorstellbare Taten begangen haben und im Alltag oft für das Umfeld herausforderndes Verhalten zeigen, eine professionelle Beziehung einzugehen und mittel- bis langfristig mit ihnen zusammenzuarbeiten.

Das Wissen, dass zu jedem Menschen *alle* menschlichen Möglichkeiten des Verhaltens gehören, also diejenigen, die als »gut« erachtet, aber auch jene, die als »schlecht« oder »böse« angesehen werden, sollte eine Grundlage für die Entwicklung einer hilfreichen eigenen Grundhaltung sein. Untergebrachte auf ihr Delikt und die »schlechten« oder »bösen« menschlichen Möglichkeiten, die durch sie umgesetzt wurden, zu reduzieren, führt zur Frustration bei Mitarbeitenden *und* Untergebrachten, auch wenn es in Einzelfällen in der Praxis schwierig scheinen mag, die »guten« Möglichkeiten und Facetten des Untergebrachten zu sehen, zu fokussieren und zu fördern.

Maßgeblich bei der Entwicklung einer solchen Haltung ist der *Auftrag* des Maßregelvollzugs. Als einzelner Mitarbeiter wie auch als multiprofessionelles Behandlungsteam bieten wir dem Untergebrachten Therapie und Behandlung an; über die Annahme des Angebots und die damit verbundenen Konsequenzen jedoch entscheidet der Betroffene selbst (mit Ausnahme der Zwangsmaßnahmen im juristisch zulässigen Kontext). Ablehnung seitens des Untergebrachten darf die professionelle Einstellung ihm gegenüber nicht zu seinen Ungunsten beeinflussen.

Im Alltag der forensischen Psychiatrie lässt sich die Haltung der Mitarbeitenden gegenüber den Untergebrachten und der Arbeit selbst als Abbild des beruflichen Selbstverständnisses schon an scheinbar banalen Kleinigkeiten erkennen: Wie wird zum Beispiel über die Untergebrachten während der Dienstübergaben geredet? Werden auf einer Therapiestation die Türen zu den Diensträumen geschlossen, während sich Mitarbeitende in ihnen aufhalten und etwa am Computer die Essensbestellung vornehmen? Welche Möglichkeiten werden den Untergebrachten geboten, sich in Entscheidungsprozesse einzubringen?

**REGELN** Ein Ausdruck der persönlichen Haltung ist auch das Phänomen des Sich-Versteckens hinter Regeln. Das Regelwerk im Maßregelvollzug ist umfassend und weitreichend, dennoch ist es in vielen Alltagssituationen notwendig und geboten, individuell und situationsbezogen zu handeln. Einerseits können und müssen Entscheidungen getroffen werden innerhalb der Spielräume, die die Regelwerke bieten. Andererseits gilt es, die Regeln, insbesondere jene, die durch die eigene Behandlungseinheit oder Einrichtung aufgestellt wurden, grundlegend zu hinterfragen und anzupassen bzw. einzelfallbezogen auszulegen. Dies setzt bei allen Mitarbeitenden kritisches Denken, Fachkompetenz und die Bereitschaft zur Übernahme von Verantwortung voraus, zum Beispiel wenn entgegen der geltenden Regel die Besuchszeit verlängert wird, weil Angehörige eine lange Anreise hatten und der Besuch für den Untergebrachten unterstützend und motivierend sein soll.

**VORBILDFUNKTION** Ein weiterer Aspekt, der sich aus der Haltung der Mitarbeitenden ergibt, ist die Vorbildfunktion, die jeder bewusst und unbewusst, gewollt oder auch ungewollt gegenüber den Untergebrachten einnimmt. Die Vorbildfunktion wird bereits an scheinbar banalen Verhaltensweisen im Alltag deutlich. Wie begrüßt man einander? Wie werden Mahlzeiten miteinander eingenommen? Wie kleiden wir uns? Welchen Wert legen wir als Mitarbeitende auf Ordnung, Pünktlichkeit und Verbindlichkeit gegenüber den Untergebrachten?

Diese Situationen, in denen Mitarbeitende Vorbildfunktionen einnehmen, gilt es zu realisieren und kritisch zu reflektieren, insbesondere vor dem Hintergrund, dass viele Untergebrachte in der Zeit vor dem Maßregelvollzug keine oder nur unzureichende angemessene Vorbilder hatten, an denen sie Alltags- und soziale Kompetenzen erlernen konnten. Zudem haben die Eigenschaften der Institution Maßregelvollzug maßgeblichen Einfluss auf die Bedeutung von Vorbildern, da der soziale Bezugsrahmen sehr begrenzt ist und die untergebrachten Personen zugleich erlernen sollen, ein sozial angemessenes Leben in der Gesellschaft zu führen. Mitarbeitende stehen für das Lernen am Modell ein.

## Beziehungsgestaltung

Überspitzt ausgedrückt, werden die im Maßregelvollzug Tätigen dafür bezahlt, dass sie eine professionelle Beziehung zu den Untergebrachten aufbauen, um diesen Hilfe, Unterstützung und Begleitung bei der Bearbeitung jener Gesundheits- und Verhaltensprobleme anzubieten, die der Unterbringung zugrunde liegen. Diese Beziehungen werden gekennzeichnet durch ihre definierte zeitliche Dauer (etwa während des Verbleibs des Untergebrachten in einer bestimmten Behandlungseinheit) sowie durch die Tatsache, dass die Beteiligten sich die Zusammenarbeit in der Regel nicht frei aussuchen können und es ein Machtgefälle zwischen ihnen gibt. Der Rahmen der Beziehung ist weitestgehend vorgegeben.

Eine tragfähige professionelle Beziehung zeichnet sich dadurch aus, dass die Betroffenen wie die Professionellen jeweils eigene Anteile einbringen; es steht beiden Seiten offen, welche und wie viel sie von sich zeigen. Üblicherweise ist der Professionelle zunächst die Antriebskraft in der Beziehung und für deren Gestaltung. Ein derartiger Kontakt kann grundsätzlich nur entstehen und gestaltet werden, wenn der Professionelle die Vielschichtigkeit von Beziehungen kennt und bereit ist, sich aktiv auf die andere Person einzulassen, sie zu akzeptieren und ihre Individualität zu respektieren. Sich selbst hinterfragen zu können ist dabei ein wichtiges Element einer professionellen Beziehungsgestaltung.

Psychische Störungen werden auch als Beziehungsstörungen, als gestörte Beziehung zu sich selbst, dem eigenen Körper, zu Mitmenschen oder/und zur Umwelt, zur Umgebung bezeichnet (siehe Dörner u. a. 2019. Jede psychische Störung behindert die Beziehungen zwischen den Betroffenen und ihrer Umwelt. Psychisch Erkrankte haben oft Probleme, Kontakte zu Mitmenschen aufzubauen oder diese angemessen aufrechtzuerhalten. Untergebrachte im Maßregelvollzug haben in ihrer Sozialisation vielfach Beziehungsabbrüche, Zurückweisungen oder dysfunktionale Beziehungsmuster erlebt, vielfach wurde dies sogar als »normal« betrachtet, sodass eine verlässliche Beziehungsgestaltung nie erlernt wurde.

Betroffene im Maßregelvollzug weisen zudem nicht nur eine psychische Störung als stigmatisierende Eigenschaft auf, die Beziehungen beeinflusst, zusätzlich haben sie eine Straftat begangen aufgrund dieser psychischen Störung. Vor diesem Hintergrund, aber auch unter Berücksichtigung der oft mehrjährigen Verweildauer im Maßregelvollzug und dessen Aufgabe und Zielsetzung kommt der Beziehungsgestaltung zwischen den Mitarbeitenden und den Untergebrachten eine große Bedeutung zu.

Einige Aspekte der folgenden Kapitel sind hilfreich, um die Beziehungsgestaltung zu spiegeln, wenngleich ihnen keine Allgemeingültigkeit zugesprochen werden kann aufgrund der Vielfältigkeit und Vielschichtigkeit konkreter Beziehungen.

## Empathie, Akzeptanz und Authentizität

Bereits 1940 begründete Carl R. Rogers (siehe Rogers u. a. 2012) die klientzentrierte Gesprächsführung. Er führte aus, dass eine Reihe von Elementen ein förderliches Klima innerhalb einer professionellen Beziehung schaffen.

Zunächst gehört zu einer professionellen Beziehungsgestaltung die *Kongruenz,* also eine Übereinstimmung »mit sich selbst«, echt zu sein und sich nicht zu verstellen, sich dem Untergebrachten als Person gegenüberzustellen. Voraussetzung hierfür ist, dass der professionell Tätige eigene Gefühle wahrnehmen kann und sie reflektiert auszudrücken in der Lage ist, was natürlich nicht meint, ungefiltert eigene Sorgen, Befindlichkeiten und Meinungen mit dem Untergebrachten zu teilen – die Professionellen dürfen sich nicht in den Fokus rücken. Negative Gefühle oder Eindrücke sollen zum Ausdruck gebracht werden, jedoch explizit als persönliche Wahrnehmung in Form einer Ich-Botschaft und verknüpft mit einer eigenen Reaktion.

*Empathie* als Fähigkeit, den Betroffenen zu verstehen und seine Gefühle, sein Handeln und Erleben nachvollziehen zu können, ist ebenfalls unerlässlich. Diese Form des einfühlenden Verstehens bedeutet zunächst keine Wertung oder Beurteilung. Sie heißt aber auch nicht, dass der Professionelle beispielsweise die Haltung, die Einstellungen und das Handeln des Betroffenen immer gutheißen muss. Vielmehr geht es darum, zunächst wertfrei dem Untergebrachten in seiner Gesamtheit gegenüberzutreten. Einzelne Aspekte und Handlungen dürfen durch den Professionellen durchaus kritisch beurteilt und hinterfragt werden, jedoch stets aus dessen persönlicher Sichtweise, nicht pauschal.

Dies führt zur *Wertschätzung* als Ausdruck der positiven Zuwendung. Es erfordert von Professionellen, den Untergebrachten positiv und als Persönlichkeiten mit Ressourcen zu begegnen. Die positive Wertschätzung bleibt auch bei negativen Gefühlen und Handlungen erforderlich, sie ist eine Grundhaltung, die auch dann zum Tragen kommt, wenn einem Betroffenen aus professioneller Sicht gespiegelt wird, dass ein Verhalten nicht tolerierbar ist. Die Rückmeldung erfolgt aber gezielt auf ein Verhalten, nicht auf den Betroffenen in seiner Gesamtheit »als Persönlichkeit«. Dies bedeutet zudem, dass beispielsweise ein Rechtsbruch wie Raub, Einbruch, Körperverletzung oder Vergewaltigung als nicht tolerierbar vermittelt wird. Eine solche Tat wird jedoch als *ein* Aspekt des Untergebrachten vor dem Hintergrund seiner gesamten Persönlichkeit betrachtet, der insgesamt wertschätzend begegnet wird. Es findet keine grundlegende Reduktion beispielsweise auf »die Tat« statt.

Bedingungsfreie *Akzeptanz* des anderen und eine positive Wertschätzung, die an keine Bedingungen geknüpft ist, gehören ebenfalls zur Professionalität. Gefühle und Handlungen des Untergebrachten werden akzeptiert oder toleriert, auch wenn diese negativ oder unerwünscht sind/

waren oder nicht mit den Erwartungen und Zielen der Mitarbeitenden übereinstimmen. Akzeptanz bedeutet nicht, dass Gefühle oder Handlungen immer positiv bewertet werden (müssen). Bedingungsfreie Akzeptanz bedeutet zum Beispiel, wenn ein Untergebrachter einen Rückfall zum Drogenkonsum hatte, zu sagen: »Sie haben einen Rückfall gehabt und Sie kennen bereits die Folgen, die dies haben wird. Die müssen Sie und wir jetzt so akzeptieren. Haben Sie eine Vorstellung davon, wie Sie nun weitermachen möchten, wie es weitergehen soll?« Auf diese Weise beinhalten Toleranz und Akzeptanz den Appell an die Eigenverantwortung des Betroffenen.

Notwendig ist die Orientierung an der *Wahrnehmungswelt* des Untergebrachten als Grundlage dafür, ihn aus seiner Sicht heraus wertschätzen und akzeptieren zu können. Eigenschaften wie Anteilnahme, bedingungslose Akzeptanz seiner Person, Zuwendung oder Einfühlungsvermögen können, insbesondere von Untergebrachten im Maßregelvollzug mit ihren Defiziten in der Beziehungsgestaltung, negativ aufgefasst werden, zum Beispiel als bedrohliche Nähe, Gleichgültigkeit oder mangelnde Anteilnahme. Daher ist es wichtig, die Wahrnehmungswelt des Untergebrachten zu (er-)kennen, etwa das, was er als wertschätzend und akzeptierend erlebt, um ihm entsprechend begegnen und gegebenenfalls an diesen Elementen der Beziehungsgestaltung arbeiten zu können, wenn seine Wahrnehmung realitätsfremd ist.

Neben den Grundsätzen der professionellen zwischenmenschlichen Beziehungsgestaltung nach Carl R. Rogers gibt es weitere spezifische Elemente, die wesentlich sind für die professionelle Beziehungsgestaltung im Maßregelvollzug.

**NÄHE UND DISTANZ** Das ist zunächst die *professionelle Nähe.* Durch die oftmals intensive und über Monate und Jahre andauernde Arbeit mit den Untergebrachten entwickelt sich eine Nähe zwischen beiden Seiten. Dies ist insbesondere bei den Mitarbeitenden des Pflegedienstes der Fall, da diese die Betroffenen rund um die Uhr und in allen (Alltags-)Situationen erleben. Diese Nähe gilt es, *professionell* zu gestalten. Nähe kann, insbesondere vor dem Hintergrund der Eigenschaften der Untergebrachten, Angst auslösen und als belastend erlebt werden. Eine solche Reaktion wiederum kann dazu führen, dass als Schutzreaktion eine zu große Distanz zum Untergebrachten eingenommen wird, die die Beziehungsgestaltung negativ beeinflusst bzw. erheblich erschwert.

Es gilt also, die Nähe zum Untergebrachten so zu gestalten, dass seine negativen Reaktionen nicht als persönliche Zurückweisung interpretiert werden und seine Situation so neutral wie möglich betrachtet werden kann. Bei der konkreten Ausgestaltung professioneller Nähe und Distanz ist es in der Praxis oft hilfreich, mit Kollegen und Kolleginnen oder im gesamten Team Rücksprache zu halten oder Situationen zu reflektieren oder aber sich eine weitere fachliche Meinung einzuholen. Distanz darf nicht im Sinne eines Vermeidungsverhaltens gestaltet werden!

***Die Gestaltung einer professionellen Nähe und Distanz zu den Betroffenen ist eine Herausforderung für alle Mitarbeitenden, die ein hohes Maß an Kompetenz erfordert. Die Reflexion im Team kann hilfreich und unterstützend sein, um professionelle Nähe und Distanz zu den Betroffenen zu entwickeln.***

Zudem ist die *Kontinuität* ein wichtiges professionelles Kriterium. Viele Untergebrachte haben in ihrer Biografie häufige Beziehungsabbrüche, wechselnde Bezugspersonen und dysfunktionale Beziehungsmuster erlebt. Zudem haben psychisch erkrankte Menschen größere Schwierigkeiten als Gesunde, sich auf wechselnde Bezugspersonen einzulassen.

Unsere *subjektiven Werte* sollten wir professionell im Maßregelvollzug Tätigen immer auch reflektieren können. Wir müssen uns unserer eigenen Wertvorstellungen und Normen bewusst sein und Kenntnis über die des Untergebrachten haben, um Verständnis für ihn entwickeln zu können. Das Infragestellen persönlicher Wertvorstellungen führt häufig zu Akzeptanzproblemen beim Gegenüber. Daher ist eine tolerante Grundhaltung (selbstverständlich innerhalb der Grenzen geltenden Rechts, des Anstands und der guten Sitten), die auch Abweichungen von den eigenen Vorstellungen akzeptiert, wichtig bei der professionellen Beziehungsgestaltung.

Schließlich sei erwähnt, dass die Werte und Vorstellungen jedes Einzelnen *kulturgebunden* sind. Bei der Beziehungsgestaltung zu Betroffenen aus anderen Kulturen oder Subkulturen als der eigenen ist es wichtig, sich seiner eigenen kulturellen Prägung bewusst zu sein und diese zu reflektieren. Auch psychiatrische Krankheitskonzepte, beispielsweise das der »Schizophrenie«, sind kulturgebunden. Außerdem können Rechtsverständnis und Definitionen von Straftaten und Rechtsbrüchen in Abhängigkeit von der Herkunftskultur des Untergebrachten stehen. Wissen über andere Kulturen und Subkulturen ist daher unerlässlich. Allerdings müssen Mitarbeitende auch darauf achten, kulturelles Wissen nicht zu stereotypisieren (siehe zu migrierten Personen insgesamt Klosinski u. a. 2022 sowie zum Maßregelvollzug im Besonderen Tänzer & Kayser 2022).

**KONTROLLÜBERZEUGUNG** Das Erleben von Machtlosigkeit löst die Wahrnehmung aus, dass das eigene Handeln (Verstehen und/oder Entscheidungen) keinen Einfluss hat auf die unmittelbare oder zukünftige Situation, auf aktuelles oder kommendes Geschehen. Diese Wahrnehmung kann schwerwiegende Auswirkungen auf den Betroffenen haben, sie kann ebenso ursächlich für Gleichgültigkeit oder Hoffnungslosigkeit sein (Perspektiv-/Ausweglosigkeit) wie für antisoziales, regelverletzendes Verhalten. In der Praxis liegt der Aggression und Gewalt (gegen sich selbst oder gegen andere) oft das Gefühl der Machtlosigkeit zugrunde.

Erlebte Machtlosigkeit wirkt sich unmittelbar auf das Alltagsverhalten und die Einstellung des Betroffenen gegenüber seiner Unterbringung und dem Behandlerteam aus. Gleichgültigkeit oder Abwertung von Aktivitäten, die der Betroffene eigentlich gerne ausübt, oder auflehnendes Verhalten wegen scheinbarer Nichtigkeiten können Anzeichen erlebter

Machtlosigkeit sein, oft spielt zudem die Dauer der Unterbringung oder eine fehlende Entlassperspektive eine Rolle.

> Totale Institution, Seite 74

Macht- und Kontrollerleben als Überzeugung, dass eine Situation beherrscht wird, und die Erwartung, dass die Dinge annähernd so verlaufen werden, wie es sich der Betroffene selbst wünscht, sind wichtige Aspekte seelischer Gesundheit, die im Rahmen der Unterbringung wesentlich beeinträchtigt werden. Situationsbedingt auftretende Machtlosigkeit ist eine normale und vorübergehende Erfahrung. Anhaltende Machtlosigkeit hingegen beschreibt ein generalisiertes und alle Lebensbereiche durchdringendes Erleben. Die im Maßregelvollzug Untergebrachten haben bereits sehr häufig entsprechende Lebenserfahrungen gemacht und erfahren im Vollzug wiederum eine entsprechende (»entmachtete«) Alltagsstruktur.

Die Aufgabe der psychiatrisch Tätigen liegt in diesem Zusammenhang darin, Betroffenen durch fördernde, ermutigende und unterstützende Maßnahmen die Erfahrung zu ermöglichen, dass sie in bestimmten Bereichen durchaus etwas erreichen können und ihrem Schicksal nicht hilflos ausgeliefert sind. Besonders für die Zeit nach der Entlassung brauchen sie die Überzeugung, ihr Leben aktiv in die Hand nehmen und positiv gestalten zu können. Dies kann durch spezifische Konzepte wie Recovery oder Empowerment realisiert werden (Knuf 2020).

> Recovery, Seiten 72 f., 78 ff.

Setting und Milieu spielen im Zusammenhang mit Hoffnung und Zuversicht ebenfalls eine wichtige Rolle. Auch durch scheinbar kleine, alltägliche Interventionen kann ein persönliches Machtgefühl zumindest über Teilbereiche vermittelt werden.

Beispiele hierfür sind:

- Wahrung der Privatsphäre, soweit möglich unter den gegebenen Rahmenbedingungen;
- Hinterfragen von Regeln und Einschränkungen sowie Umsetzung möglicher Reduktionen;

- Möglichkeiten für Erfolgserlebnisse im Alltag, zum Beispiel bei sportlichen Aktivitäten, Gemeinschaftsaktionen oder Fortschritten bei Alltags- oder Sozialkompetenzen;
- Motivation des Untergebrachten mittels Aktivitäten und Hilfe dabei, Wünsche und Ziele zu formulieren, die er als sinnvoll und erstrebenswert erachtet, sowie Unterstützung und Motivation zur Definition realistischer Nahziele;
- bei der Gestaltung des Milieus den Untergebrachten Entscheidungsfreiräume einräumen;
- Transparenz herstellen, Entscheidungen des Behandlungsteams erklären und den Untergebrachten die nötigen Informationen zukommen lassen, zum Beispiel über die Unterbringung, über Möglichkeiten der eigenen Gestaltung (schulische, berufliche Entwicklung) und über Perspektiven nach der Zeit im Maßregelvollzug.

Diese Interventionen können trotz der oft engen Sicherheitsrichtlinien und Regelwerke und der gegebenen institutionellen Bedingungen umgesetzt werden. Hierbei spielen die persönliche Haltung der Mitarbeitenden und ihre fachlichen Kompetenzen eine wichtige Rolle.

WILLKÜR Zum Thema »Machtlosigkeit« muss im Kontext des Maßregelvollzugs auch die Macht der Mitarbeitenden angesprochen werden. Selbst wenn es klare Regelungen und definierte Rechte und Beschwerdemöglichkeiten für die Untergebrachten gibt, die Machtmissbrauch und Willkür durch Mitarbeitende verhindern sollen, ist dies regelmäßig ein problematisches Thema. Insbesondere weil das Ausüben von Macht oft durch die subjektive Wahrnehmung der Beteiligten geprägt und erlebt wird. Ein Alltagsbeispiel ist die Gewährleistung des Ausgangs. Wenn die Mitarbeitenden des Pflegedienstes beispielsweise an einem Sonntagnachmittag den aus fachlicher Sicht begründeten Eindruck haben, dass der psychische Zustand des Untergebrachten einen Einzelausgang außerhalb des gesicherten Klinikgeländes nicht erlaubt und er somit für diesen Nachmittag nicht gewährt wird, stattdessen alternativ ein begleiteter Ausgang im gesicherten Gelände angeboten wird, kann der Betroffene dies als Willkür erleben.

Zur Vermeidung des Eindrucks der Willkür und des Machtmissbrauchs gilt es daher, insbesondere Entscheidungen, die aus der subjektiven Wahrnehmung des Betroffenen negative Auswirkungen haben und als willkürlich erscheinen, fachlich zu begründen und allen Beteiligten transparent und verständlich darstellen zu können. Mitarbeitende im Maßregelvollzug sollten ihre Entscheidungen und ihr Handeln auch vor diesem Hintergrund immer wieder reflektieren und mit Kollegen thematisieren, beispielsweise in Supervisionen oder Teamgesprächen. Auch erklärende Gespräche mit dem Betroffenen sind oft hilfreich.

***Mitarbeiterentscheidungen, die dem Untergebrachten Erleichterungen verweigern, sollten auf ihre Willkürlichkeit hin überprüft werden.***

## Langeweile im Maßregelvollzug

»Wir sitzen hier und die Zeit scheint stillzustehen. Das Einzige, was läuft, ist der Fernseher.« Dieses Zitat stammt aus einem Fokusgruppeninterview mit Patientinnen und Patienten des stationären Maßnahmenvollzugs in der Deutschschweiz, das im Rahmen des Modellversuchs »Recovery-Orientierung in der Forensik und im Massnahmenvollzug« im Frühjahr 2020 (Schoppmann u. a. 2021) geführt wurde. Es beschreibt das Zeiterleben dieser Menschen: die Zeit, die nicht vergehen will, das Warten auf ein in der Zukunft liegendes Ereignis, dessen Eintritt ungewiss ist, der Mangel an anregenden Aktivitäten, die eine Unterbrechung der stillstehenden Zeit bedeuten würden, kurzum, es beschreibt die Langeweile.

Die Langeweile wurde in vielen dieser Interviews als Phänomen genannt, das während des stationären Maßregelvollzugs auftritt. Aber was genau ist eigentlich Langeweile? Wann tritt Langeweile auf? Wie zeigt sie sich? Wie wird sie erlebt? Was sind Folgen von Langeweile? Ist Langeweile unausweichlich oder können wir im Maßregelvollzug etwas dagegen tun?

Die Langeweile als Phänomen beschäftigt viele Disziplinen. Offenbar ist Langeweile ein universelles menschliches Phänomen, das heißt, die meisten Menschen haben sich schon einmal gelangweilt und kennen das Phänomen Langeweile aus eigenem Erleben. Je nach Disziplin finden sich unterschiedliche Beschreibungen bzw. Definitionen von Langeweile. Langeweile wird allgemein als aversive Erfahrung verstanden, deren Ursache es ist, eine befriedigende Tätigkeit ausüben zu wollen, aber nicht zu können. Und das entspricht ziemlich genau dem Erleben, das die Patientinnen und Patienten in den oben genannten Gruppeninterviews zum Ausdruck brachten, wie das nachfolgende Zitat unterstreicht: »Oder dass es so monoton ist auf der Station, jeden Tag das Gleiche, immer das Gleiche. Manchmal denkt man sich: ›Was soll ich tun?‹ Aber eben, man kommt einfach nicht weiter. Es ist jeden Tag das Gleiche, jeden Tag der gleiche Ablauf von morgens bis abends, von Montag bis Sonntag immer das Gleiche.«

Auch im Maßregelvollzug gibt es einen Impuls, etwas tun zu wollen. Obwohl es auf den Stationen durchaus Möglichkeiten gibt, sich in der therapiefreien Zeit zu beschäftigen, etwa in der Bibliothek, bei Gesellschaftsspielen, beim Billard- oder Tischtennisspiel etc., wird dieser Impuls häufig nicht umgesetzt. Die Gleichförmigkeit der Tage und Wochen führt zu Lethargie und Trägheit, die wiederum einer sinnvollen Beschäftigung im Weg steht.

MONOTONIE Monotonie kann auch als eine Unterstimulation verstanden werden, das heißt, es gibt einen Mangel an anregenden Reizen. In der Literatur wird beschrieben, dass Langeweile insbesondere dann auftritt, wenn die Aufmerksamkeit einer Person nicht auf einem optimalen Erregungsniveau gehalten wird (Gerritsen u. a. 2014), was dann der Fall ist, wenn eine Unter- oder Überstimulation auftritt. Dies kann sein, wenn eine Aufgabe zu einfach ist, was zu einer Unterstimulation führt, oder zu schwierig, was zu einer Überstimulation führt (Eastwood u. a. 2012; Raffaeli u. a. 2018). Es gibt also einen Zusammenhang zwischen Erregungsniveau und der Aufmerksamkeitsfähigkeit. Ob Langeweile mit einem hohen oder niedrigen Erregungsniveau einhergeht, kann noch nicht befriedigend beantwortet werden, da es Hinweise für beides gibt (Elpidorou 2018). Das Erregungsniveau kann als Maß für unsere physiologische Handlungsbereitschaft verstanden werden und wird auf einem Kontinuum von geringem Erregungsniveau wie bei Entspannung oder Depression bis zu einem hohen Erregungsniveau bei überschwänglicher Freude oder Wut angesiedelt (Elpidorou 2021).

Wenn Patientinnen und Patienten über Monotonie und Langweile klagen, tendieren sie zuweilen dazu, selbst für An-und Aufregung auf der Station zu sorgen: »Wenn Sachen immer wiederholt werden, dann ist es langweilig. In der Abteilung ist es meistens immer das Gleiche. Wenn dann mal Sachen passieren, dann könnte es … ja, die Leute gegeneinander aufhetzen. Aber es wäre spannend, dann ist etwas los.« Leute gegeneinander aufzuhetzen bedeutet, Konflikte, Streit, Ärger und Wut heraufzubeschwören, also Situationen, die mit einem hohen Erregungsniveau verbunden sind. Thomas Götz und Anne C. Frenzel (2006) haben auf der Basis qualitativ und quantitativ erhobener Daten von fünfzig Gymnasiastinnen und Gymnasiasten der neunten Jahrgangsstufe Phänomene schulischer Langeweile beschrieben und daraus ein heuristisches Modell der Langeweile entwickelt:

Die inaktiv-hinnehmende oder *indifferente Langeweile* ist gekennzeichnet durch ein geringes Erregungsniveau und durch neutrale oder schwach negative Gefühle sowie verbunden mit Müdigkeit, Trägheit, Desinteresse, Gedankenleere, innere Leere.

Die *kalibrierende Langeweile* ist eine weitgehend inaktive, jedoch für Neues offene Form der Langeweile und verbunden mit Aussagen wie Abschweifen der Gedanken, nichtprospektive Gedanken zu Hobbys, Freizeit, Interessen und zur Schule, ungerichtetes Herumschweifen der Gedanken.

Die *zielsuchende Langeweile* ist von Ruhelosigkeit geprägt, geht mit einem höheren Erregungsniveau und stärkeren negativen Gefühlen als die kalibrierende Langeweile einher und wird verbunden mit Beschäftigungsdrang, prospektiven Gedanken zu Hobbys, Freizeit, Interessen oder Fortbildung.

Die *reaktante Langeweile* geht mit einem hohen Erregungsniveau und stark negativen Gefühlen einher und ist verbunden mit Aussagen über Gedanken zu entgangenem Nutzen und mit Aggressionen.

Was dieses heuristische Modell zeigt, sind Erlebensformen von Langeweile wie Müdigkeit, Desinteresse, Gedankenleere, innere Leere, ungerichtetes Herumschweifen der Gedanken, Unruhe, Gedanken zu entgangenem Nutzen, Aggression und ein hohes Erregungsniveau.

Im Rahmen eines Modellversuchs im Maßregelvollzug wurden teilnehmende Beobachtungen (Atteslander u. a. 2023) auf Stationen durchgeführt. Die sechs beteiligten Stationen in zwei verschiedenen Kliniken sind alle dem Niveau der mittleren Sicherheit zuzurechnen und behandeln ganz überwiegend Patientinnen und Patienten mit psychotischen Störungsbildern (Schoppmann u. a. 2021). In den Beobachtungsprotokollen finden sich häufig Beschreibungen wie: »Andere Patienten sitzen vor dem schwarzen Fernsehapparat und starren ins Leere oder laufen scheinbar ziellos auf der Abteilung umher, wenn sie nicht in der Therapie oder in ihren Zimmern sind.« Oder: »Die Patienten laufen häufig ziellos über die Abteilung, ohne den Kontakt zueinander oder zu den Mitarbeitenden aufzunehmen oder wechseln permanent zwischen ihrem Zimmer und dem Raucherraum hin und her.« In diesen Beschreibungen wird einerseits die Lethargie – sitzen vor dem ausgeschalteten TV-Gerät und starren auf den schwarzen Bildschirm – und andererseits die Unruhe deutlich.

Dass die Langeweile insbesondere in der forensischen Psychiatrie für die Patienten ein Problem darstellt, wird auch in internationalen Studien beschrieben (Bowser u. a. 2018; Farnworth u. a. 2004; Sturidsson u. a. 2007). Dies zeigt, dass Langeweile in der stationären forensischen Psychiatrie weitaus mehr als eine aversive Erfahrung ist. Für das therapeutische Ziel der Besserung und Sicherung wirkt sich Langeweile geradezu kontraproduktiv aus! Langeweile hat ein destruktives Potenzial (Pfattheicher u. a. 2021). Darüber hinaus gehört Langeweile zu den häufigsten Motiven für Entweichungen aus der Psychiatrie und der forensischen Psychiatrie (Bowers u. a. 1999; Martin u. a. 2018; Wilkie u. a. 2014).Wenn also die Langeweile so unerträglich wird, dass die Patientinnen und Patienten nur noch den Weg der Entweichung sehen, hat dies eine ziemlich negative Auswirkung auf die zu erwartende Lockerung.

**MOTIVATION** Neben dem deutlich sichtbaren destruktiven Potenzial von Langeweile wirkt sich Langeweile, weniger sichtbar, aber auch demotivierend aus. Reinhard Pekrun konnte in mehreren Studien zeigen, dass Langeweile positiv mit Aufmerksamkeitsproblemen korreliert und sich negativ auf die intrinsische Motivation, die Anstrengung, den Einsatz von Elaborationsstrategien (Gelerntes in eigenen Worten wiederzugeben), die Selbstregulierung und die anschließenden (hier: schulischen) Leistungen auswirkt (Pekrun u. a. 2010). Er beschreibt (2018, S. 215 f.): »Freude, Begeisterung, Neugierde, Hoffnung auf Erfolg und Stolz auf vollbrachte Taten motivieren unser Engagement fürs Lernen ebenso wie für berufliche oder sportliche Aktivitäten; Angst, Scham, Hoffnungslosigkeit oder Langeweile können uns lähmen und jeder Fortsetzung unserer Bemühungen ein Ende bereiten.«

Das Erregungs- bzw. Aktivierungsniveau dieser Emotionen muss in der forensischen Arbeit berücksichtigt werden. So unterscheiden sich negative Gefühle wie Angst, die uns physiologisch in Alarmbereitschaft versetzt, und Langeweile, die uns demotiviert, deutlich in ihrer Wirkung (siehe Abbildung 3, S. 72).

**ABBILDUNG 3**

*Überblick Erregung/Aktivierungsniveau (eigene Darstellung in Anlehnung an Pekrun 2018)*

| Erregung/ Aktivierungsniveau | Emotion + | Emotion – |
|---|---|---|
| | Freude<br>Hoffnung<br>Stolz | Ärger<br>Angst<br>Scham |
| | Erleichterung<br>Entspannung | Langeweile<br>Hoffnungslosigkeit |

Diese Annahmen werden durch unsere im Modellversuch erhobenen Vorher-nachher-Daten bestätigt. Dort wurde die Recoveryorientierung als Intervention eingeführt. Dabei wählten die Mitarbeitenden jeder beteiligten Station gemeinsam mit ihren Patientinnen und Patienten zwei Maßnahmen aus, die auf der jeweiligen Station eingeführt wurden, die Maßnahmen waren also nicht standardisiert. Die einzige Vorgabe war, dass die Maßnahmen eindeutig den Prinzipien der Recoveryorientierung (Leamy u. a. 2011) zuzuordnen sein sollten. Einige Stationen wählten eher Maßnahmen aus, die der stärkeren Partizipation der Untergebrachten dienten, zum Beispiel Beteiligung der Patientinnen und Patienten an der Standortbestimmung und Therapieplanung von Beginn an, während andere Stationen eher Maßnahmen auswählten, welche die Förderung der Lebensfreude der Betroffenen, etwa selbstständige Planung von Freizeitaktivitäten, zum Ziel hatten.

Zu Beginn des Modellversuchs war die Ausgangslage der Untergebrachten erhoben worden und unter den Oberthemen »Fremdbestimmung« und »Selbstbestimmung zurückgewinnen« mit den jeweiligen Subthemen beschrieben worden. Zum Abschluss des Modellversuchs lautete das Thema aus den erneuten Fokusgruppen »Veränderungen erleben«. Diesem Oberthema konnten folgende Subthemen zugeordnet werden:

- Stolz sein und Selbstwirksamkeit erleben,
- beteiligt sein und den Beginn eines Recoverywegs erkennen,
- sich respektiert fühlen,
- Sinn in den gemeinsamen Arbeitsgruppen finden und Freude haben.

Stellt man diese Themenblöcke einander gegenüber, dann ergibt dies folgendes Bild (siehe Abbildung 4).

**ABBILDUNG 4**

*Gegenüberstellung der Themen der Patientinnen und Patienten zum Abschluss des Modellversuchs (Schoppmann u. a. 2023, S. 136)*

| Fremdbestimmung | Selbstbestimmung zurückgewinnen | Veränderung erleben |
|---|---|---|
| Stigmatisierung & Scham | Lernen, mit der Erkrankung zu leben, & an sich arbeiten | Stolz sein & Selbstwirksamkeit erleben |
| Zwang | Partizipation | Beteiligt sein & beginnen, einen Recovery-Weg zu erkennen |
| Mangel an Unterstützung | Verbundenheit | Sich respektiert fühlen |
| Misstrauen | Vertrauen | |
| Warten & Langeweile | Persönliche Entwicklung & Lebensfreude | Sinn finden in den gemeinsamen Arbeitsgruppen & Freude haben |
| Strukturelle Hindernisse | | |

**SINNFINDUNG** Hier ist deutlich zu erkennen, dass Warten und Langeweile in den abschließenden Gruppeninterviews für die Patientinnen und Patienten kein Thema mehr gewesen sind, sondern durch die Mitarbeit im Modellversuch durch Sinnfindung und Erleben von Freude abgelöst wurden. Vergleicht man die gewählten Maßnahmen, ihre thematische Zuordnung und ihre im Rahmen der Interviews erhobene Bewertung sowohl durch die Betroffenen als auch der Mitarbeitenden, so zeigen sich deutliche Unterschiede (Schoppmann u. a. 2023, S. 144):

Jene Maßnahmen, die dem Thema »Vertrauen« zugeordnet waren, und zwar sowohl von den Patientinnen und Patienten als auch von den Mitarbeitenden, wurden nur mäßig erfolgreich eingeschätzt. Wohingegen jene Maßnahmen, die etwas mit der Selbstständigkeit der Untergebrachten und dem Thema der persönlichen Entwicklung und Lebensfreude zu tun hatten, von allen Beteiligten sehr geschätzt wurden. Maßnahmen, die der Verbesserung der Partizipation dienten, wurden, mit Ausnahme des gemeinsamen Übergaberapportes (Schichtübergabe), von diesen sehr geschätzt, allerdings von den Mitarbeitenden leider nicht im gleichen Ausmaß.

Auf jeder Station existierten zudem unter den Mitarbeitenden Differenzen, weil sich die einen im Spannungsfeld von Sicherheit und Therapie eher an der Sicherheit orientierten, während sich andere eher einer therapeutischen Haltung verpflichtet fühlten. Diese unterschiedliche Positionierung konnte und kann innerhalb eines Teams zu Konflikten führen. Auch am Thema mangelnder Motivation der Untergebrachten hatte sich während der Projektphase aus Sicht der Mitarbeitenden nichts verändert.

**NEU AUFGENOMMENE PERSONEN** Es ist nicht verwunderlich, dass Patientinnen und Patienten, die neu in den stationären Maßregelvollzug aufgenommen werden, nur wenig motiviert sind, sich therapieren zu lassen, treten sie doch in eine »totale Institution« (Goffman 1973) ein und müssen sich dieser auf unbestimmte Zeit unterordnen. Die dort vorherrschende Langeweile durch Monotonie verstärkt aber den ohnehin bestehenden Mangel an Motivation.

> Totale Institution, Seite 65

Umso wichtiger ist es, dass Pflegende im stationären Maßregelvollzug die Bedeutung der Langeweile und deren Folgen kennen. Wenn sie die Untergebrachten bei der Reintegration in die Gesellschaft und auf ihrem persönlichen Genesungsweg unterstützen wollen, tun sie gut daran, ein anregendes Stationsmilieu zu gestalten, für Unterbrechungen der Monotonie Sorge zu tragen – etwa durch persönliche Entwicklungsmöglichkeiten und Lebensfreude, die häufig etwas mit selbstständigen Planungen (siehe Abbildung 4, S. 73) zu tun haben – und sie von Objekten der Behandlung zu *Subjekten,* also zu Partnerinnen und Partnern in der Behandlung zu machen.

***Langeweile entsteht durch Monotonie und Gleichförmigkeit von Tagen und Wochen. Sie ist eine demotivierende Emotion und kann mit einem niedrigen oder hohen Erregungsniveau einhergehen und zu aggressiven Vorkommnissen und Entweichungen führen. Aus diesem Grund ist Langeweile sowohl für die Sicherung als auch für die Besserung der Untergebrachten kontraproduktiv.***

## Selbstbestimmung

Selbstbestimmung bedeutet, nach freiem Willen über sein Leben entscheiden zu können. Sie kann auch mit Autonomie oder Entscheidungsfreiheit bezeichnet werden. Selbstbestimmung bildet die Grundlage für die persönliche Selbstverantwortung.

Im Maßregelvollzug erleben Untergebrachte natürlich häufig – sowohl objektiv als auch subjektiv – viele, teils schwerwiegende Einschränkungen ihrer Selbstbestimmung. Beeinflusst und verursacht werden diese Einschnitte durch die Eigenschaften des Maßregelvollzugs als totaler Institution. Schlimmstenfalls kann durch die eingeschränkte Autonomie Machtlosigkeit mit den im vorangegangenen Kapitel beschriebenen Auswirkungen und den institutionellen Effekten entstehen.

> Machtlosigkeitserleben, Seiten 49, 64 f., 109

Forensisch-psychiatrisch Tätige sollten sich das Phänomen der eingeschränkten Selbstbestimmung immer wieder ins Bewusstsein rücken, sich dessen bewusst sein. Sicher sind viele Einschränkungen der Autonomie nicht durch die Mitarbeitenden der Behandlungseinheiten veränderbar, die Handlungsspielräume sind begrenzt. In der Praxis zeigt sich jedoch, dass in vielen Fällen oftmals Aufklärung und Information des Untergebrachten hilfreich sind und die Einschränkungen zumindest nachvollziehbar und in gewisser Weise akzeptabel machen.

Wir können durch Interventionen den Untergebrachten situationsabhängig das Gefühl der Entscheidungsfreiheit geben. Dies verlangt von uns, das eigene Handeln immer wieder zu hinterfragen, Alternativen zu erarbeiten und den Untergebrachten Entscheidungsfreiräume zuzugestehen bzw. mit ihnen die Bedingungen zu erarbeiten, die institutionell mehr Freiräume ermöglichen würden. Wie bei der Vermeidung und Reduktion von Machtlosigkeit spielt auch bei der Selbstbestimmung die persönliche Haltung der Mitarbeitenden eine tragende Rolle.

## Hoffnung und Hoffnungslosigkeit

Das Phänomen der Hoffnungslosigkeit ist üblicherweise gekennzeichnet durch das subjektive Erleben von ausweglosen, nicht zu lösenden Problemkonstellationen sowie durch die Unfähigkeit, ein wohltuendes Leben zu führen. Die oft mehrjährige Unterbringung im Maßregelvollzug birgt für die Untergebrachten die Gefahr, dass sich ein Gefühl der Hoffnungslosigkeit bei ihnen entwickelt. Beeinflusst wird dies mitunter durch ein lang andauerndes, biografisch schon vorher bestehendes subjektives Erleben von Machtlosigkeit. Viele Betroffene empfinden ihre Situation als eine, in die sie »hineingeschlittert« sind.

Bezogen auf die Unterbringung im Maßregelvollzug ist erlebte Hoffnungslosigkeit ein Risikofaktor für:

- Lebensüberdrussgedanken, bis hin zu Suizidgedanken/-handlungsabsichten,
- die Gefahr von fremdaggressivem Verhalten, bis hin zur Tätlichkeit.

Die Vermeidung von Hoffnungslosigkeit bzw. das Wiedererlangen von Hoffnung sind daher wichtige Behandlungsaufträge. Verwirklicht werden können diese unter anderem durch folgende Methoden und Instrumente:

- ehrliche, kongruente und konstante Beziehungsgestaltung,
- auf Authentizität basierende Kommunikation,
- Beziehungskontinuität, gewährleistet durch Bezugspflegesysteme (»Primary Nursing«),
- Einbezug der Betroffenen in die Behandlungsplanung,
- situationsgerechte Vermittlung von Informationen an die Betroffenen,
- Beteiligung der Betroffenen an der Planung und Durchführung von Alltagsaktivitäten, der Milieugestaltung und der Schaffung von Wahlmöglichkeiten durch individuelle Therapie- oder Wochenpläne,
- Reduzierung (institutioneller) Regeln und Beschränkungen auf ein Mindestmaß (dies impliziert eine regelmäßige Reflexion und Anpassung des Regelwerks),
- Vermeidung von Regeln, die lediglich im Rahmen einer Kontrollillusion der Behandelnden getroffen wurden (es kann nicht *alles* kontrolliert und reglementiert werden!),
- Förderung der Übernahme von Verantwortung durch die Betroffenen.

Dies sind nur einige Beispiele für Interventionen, die hoffnungsfördernd wirken können.

***Im Spannungsfeld des Maßregelvollzugs mit seinen spezifischen Eigenschaften (auch der Betroffenen) stellt die Vermeidung von (subjektiven) Gefühlen der Macht- und Hoffnungslosigkeit eine Kernaufgabe der dort Tätigen dar, um den Untergebrachten Perspektiven zu ermöglichen und zu erhalten.***

ABBILDUNG 5

*Prüfungsampel der Sinnhaftigkeit institutioneller Regeln*

| Eine Möglichkeit, Regeln hinsichtlich ihrer Sinnhaftigkeit zu überprüfen, ist das Null-Toleranz-Ampel-Modell | |
|---|---|
| Rot | Diese Regeln sind zwingend vorgegeben und einzuhalten. Hierbei handelt es sich um gesetzliche Vorgaben oder Verordnungen und Richtlinien, die durch entsprechende Behörden erlassen wurden. Grundsätzlich kann gesagt werden, dass das, was im Gesetz steht, auch feststeht. So ist etwa Diebstahl verboten und kann auch nicht in einer Maßregelvollzugseinrichtung geduldet werden. |
| Gelb | Diese Regeln sind im Einzelfall hinsichtlich ihrer Anwendung zu überprüfen, sie bieten Raum für individuelle Handhabung. Es können Stationsregeln sein, die je nach Einzelfall und Abhängig vom Setting strenger oder weniger streng ausgelegt werden. So gilt es beispielsweise zu überprüfen, ob festgelegte Zeiten für Küchennutzung, Fernsehen in Gemeinschaftsräumen oder Gartennutzung in begründeten Fällen aufgehoben werden können. |
| Grün | »Grüne« Regeln sind entbehrlich. Dies sind solche Regeln, bei denen die Frage »Warum machen wir das eigentlich?« nicht begründet oder beantwortet werden kann. Floskeln wie »Weil es schon immer so gemacht wurde« deuten auf eine grüne Regel hin. Der Übergang von gelben zu grünen Regeln kann bisweilen fließend sein. So können auf einer Aufnahmestation beispielsweise feste Zeiten für die Küchennutzung sinnvoll sein und individuell für bestimmte Betroffene Ausnahmen hiervon gemacht werden. In anderen Settings kann dagegen die Frage nach dem Sinn fester Küchennutzungszeiten nur negativ beantwortet werden, sodass es diese Regel grundsätzlich zu hinterfragen und aufzuheben gilt. |

## Recoveryorientierte Konzepte

Unter »Recovery« wird eine Behandlungsphilosophie gefasst, der eine affirmative, wohlwollende und auf die Stärken der Untergebrachten abzielende Haltung zugrunde liegt. Das subjektive Erleben und die individuelle Bewältigung der Erkrankung und der Unterbringungssituation, der Umgang mit der Erkrankung, ihren subjektiv wahrgenommenen Symptomen und deren Integration in den Alltag stehen im Vordergrund. Recovery beinhaltet die Zuschreibung eines Sinns und ein persönliches Bewältigungskonzept der psychischen Erkrankung. Die rein medizinische Betrachtungsweise von »Krankheit«, »Genesung« und »Gesundheit«, die auf Symptome und deren Reduktion fokussiert ist, steht im Hintergrund.

Recovery impliziert, dass, anders als es von Fachleuten oftmals bewertet wird, eine Genesung von der Erkrankung möglich ist. Recovery will die Position der Psychiatrieerfahrenen stärken – und somit auch die der in der forensischen Psychiatrie Untergebrachten. Das Konzept fordert den Einbezug der Betroffenen auf allen Ebenen: in den psychiatrischen Einrichtungen aller Fachbereiche, in der Lehre, der Forschung und der Politik. Der Genesungsaspekt geht hierbei nicht von den formalisierten, statischen, symptomorientierten bzw. klinisch geprägten Gesundungskriterien aus, wie etwa einer kompletten Remission der Symptome, einer Rückkehr zur »Normalität«, einer Tätigkeit zumindest in Teilzeitanstellung oder einem Studium. Besonders deutlich wird der statisch-formalistische Gedanke des klinischen Recoveryansatzes bei der Angabe, dass dies alles über einen Zeitraum von mindestens zwei Jahren aufrechterhalten sein muss (Liberman & Kopelowicz 2005) und aus einer personenzentrierten Perspektive betrachtet wird.

Nach William A. Anthony (1993, S. 18) ist Recovery ein »zutiefst persönlicher, einzigartiger Veränderungsprozess der Haltung, Werte, Gefühle, Ziele, Fertigkeiten und Rollen. Es ist ein Weg, um ein befriedigendes, hoffnungsvolles und konstruktives Leben zu leben, trotz der durch die psychische Krankheit verursachten Einschränkungen. Recovery beinhaltet die Entwicklung eines neuen (Lebens-)Sinns und neuer Aufgaben im Leben, während man gleichzeitig über die katastrophalen Auswirkungen der psychischen Krankheit hinauswächst.« Recovery steht also für Selbstermächtigung (Empowerment), Hoffnung und Teilhabe.

Zu Beginn der 1990er-Jahre wurde das Recoverykonzept im englischsprachigen Raum wesentlich durch die Betroffenenbewegung geprägt. Seit einigen Jahren rückt das Konzept auch in der deutschsprachigen Psychiatrie zunehmend in den Fokus (Zuaboni u. a. 2019).

**GOOD-LIVES-MODELL** Recovery im Maßregelvollzug bezieht sich nicht nur auf die persönliche Bewältigung der Erkrankung, sondern auch darauf, zukünftig ein deliktfreies Leben zu führen. Hier bietet das Good-Lives-Modell (GLM, siehe Ward & Stewart 2003) einen recoveryorientierten, stärkenbasierten und personenzentrierten Ansatz. Das Modell entstammt der Rehabilitation straffällig gewordener Menschen. Ziel des Modells ist es, die Menschen zu befähigen, ihre Lebensziele zu erreichen und grundlegende Bedürfnisse zu erfüllen, aber auf eine straffreie Weise. Die Stärkung von Ressourcen und Fähigkeiten steht im Zentrum statt der alleinigen Fokussierung auf die Verringerung oder Eliminierung von Risikofaktoren.

Das Modell beruht auf der Annahme, dass alle Menschen danach streben, ein gutes Leben zu führen, das mit den persönlichen Werten und Zielen übereinstimmt. Straffälligkeit wird als dysfunktionale Strategie angesehen, um diese Ziele zu erreichen. Das GLM geht davon aus, dass es Erfahrungen bzw. Aktivitäten gibt, die um ihrer selbst willen angestrebt werden und einen innewohnenden Wert haben (primäre Güter, Kernbedürfnisse). Die Autoren des GLM führen elf primäre Güter auf:

- Körperliches Wohlbefinden
- Beziehung
- Gemeinschaft
- Erfolg in der Arbeit
- Wissenserwerb
- Kreativität
- Selbstbestimmtheit und Eigenverantwortung
- Erfolg in der Freizeit
- Vergnügen
- Innere Ruhe
- Spiritualität und Sinnfindung

Die Erreichung bzw. Annäherung an diese Werte und Bedürfnisse führt zu Zufriedenheit und Wohlbefinden. Die primären Güter werden grundsätzlich von allen Menschen angestrebt, die Priorisierung, aber auch die Mittel und Wege zur Erreichung dieser Güter sind individuell verschieden, einige Menschen wählen hier den Rechtsbruch. Die unterschiedlichen und vielfältigen Mittel und Wege zur Erreichung der primären Güter werden als sekundäre Güter (»secondary goods«) bezeichnet.

**Primäres Gut:** Erleben von Gemeinschaft – funktionale Annäherung über sekundäres Gut: etwa Mitgliedschaft im Sportverein.

**Primäres Gut:** Erleben von Gemeinschaft – dysfunktionale Annäherung über sekundäres Gut: Mitglied in einer kriminellen Vereinigung, die mit illegalen Betäubungsmitteln handelt.

Straffälligkeit wird im Rahmen des GLM als eine Möglichkeit angesehen, um ein primäres Gut zu erreichen. Aus dieser Betrachtung heraus können konkrete individuelle Ansatzpunkte herausgearbeitet werden für die Rückfallprophylaxe und Rehabilitation. Durch die Berücksichtigung der individuellen Bedürfnisse und Ziele können Interventionen und Strategien abgeleitet werden, die das Wohlbefinden verbessern, ohne dazu straffälliges Verhalten zu zeigen.

Das GLM legt Wert auf die Entwicklung einer positiven und unterstützenden Beziehung zwischen den Mitarbeitenden und den Untergebrachten. In der forensischen Psychiatrie ist eine starke therapeutische Allianz entscheidend für den Erfolg der Behandlung und die Reduzierung des Rückfallrisikos. Zu betonen sind die Schutzfaktoren, die das Risiko für kriminelles Verhalten verringern können. In der forensischen Psychiatrie ist es wichtig, solche Schutzfaktoren zu identifizieren und zu stärken, um die Resilienz der Straftäter zu erhöhen und ihre erfolgreiche Reintegration in die Gesellschaft zu unterstützen.

***Das Good-Lives-Modell bietet einen recoveryorientierten Rahmen für die Arbeit im Maßregelvollzug, indem es einen ganzheitlichen Ansatz zur Behandlung und Rehabilitation fördert und die Bedeutung individueller Bedürfnisse und Ziele hervorhebt.***

**PEERS** Die deutsche Recoverybewegung bildet inzwischen an vielen Standorten Expertinnen und Experten aus Erfahrung aus (EX-IN, »Experienced Involvement«), auch als »Genesungsbegleiterinnen und -begleiter«oder »Peers« bezeichnet (Utschakowski u. a. 2016). Die Begleitung und Beratung psychisch Erkrankter durch psychiatrieerfahrene Personen (»Peerberatung«) ist ein wichtiger Teil des Recoverykonzepts. Ziel ist die (bezahlte!) Mitarbeit der Genesungsbegleiter und -begleiterinnen in den Einrichtungen, zu denen auch der Maßregelvollzug gehört. Aus diesem Fachbereich haben erste Betroffene die Ausbildung zum Genesungsbegleiter absolviert und sind entsprechend tätig. Das Motto des Recoverykonzepts »Recovery pathologisiert nicht, Recovery normalisiert« passt gut in den Maßregelvollzug. Wenngleich auf keinen Fall die Gefährlichkeit der Untergebrachten in den Hintergrund gestellt werden sollte, bietet Recovery einen Ansatz, den Betroffenen (auch bei vorliegender, teils massiver und im Einzelfall nur schwer zu reduzierender Gefährlichkeit) Hoffnung und einen Ansatz zur individuellen Bewältigung anzubieten.

> Experienced Involvement, Seiten 93 f.

Im Folgenden werden Handlungsansätze und Konzepte dargestellt, die im Rahmen einer recoveryorientierten Behandlung im Maßregelvollzug angewandt werden können.

## Medikamentenstelltraining

Medikamente sind in der psychiatrischen Behandlung immer noch eine der bedeutendsten Behandlungsoptionen. Üblicherweise werden Medikamente im Maßregelvollzug von den Behandelnden (Medizinern) nicht nur verordnet, sondern auch bereitgestellt und ausgegeben. Die Ausgabe geschieht ansonsten aber auch durch Pflegefachkräfte. Durch diese Zuweisung wird den Untergebrachten die Möglichkeit eines eigenverantwortlichen Umgangs mit ihrer Medikation genommen. Ein Realitätsbezug, vergleichbar mit den »normalen« Umständen, unter denen üblicherweise Medikamente eingenommen werden, mit Ausnahme im Krankenhaus oder bei Pflegebedürftigkeit, ist in keiner Weise gegeben: Dem Betroffenen wird jede Verantwortung und Zuständigkeit abgenommen, die Medikamente werden für ihn bestellt, besorgt, finanziert, gerichtet und kontrolliert; vergisst er die Einnahme, wird er oftmals noch daran erinnert. Zurückzuführen ist diese Vorgehensweise auf das (gängige) medizinische Verständnis, demzufolge die Behandelnden als Experten und die Betroffenen als Empfänger einer Dienstleistung verstanden werden, in diesem konkreten Fall des Maßregelvollzugs, und zwar damit verbunden, dass den Betroffenen nicht oder nur bedingt zu trauen sei, beispielsweise in der Frage, ob Medikamente zuverlässig eingenommen werden (können).

Bewusstes und strukturiertes Medikamentenstelltraining kann helfen, dass dem Betroffenen ein Mindestmaß an Eigenverantwortung übertragen wird und er dazu befähigt wird, gut über die ihm verordnete Medikation informiert zu sein. Dies kann im Verlauf dazu beitragen, dass der Klient informiert mit den Behandlern über dieses Thema sprechen kann. Diese Art des gezielten Medikamentenstelltrainings dient dazu:

- den Betroffenen individuell über die Medikamente zu informieren,
- Wissen über Zusammenhänge zwischen Medikamenten, Erkrankung und Alltag zu überprüfen, zu erweitern und zu festigen,
- zu einem selbstständigen und (selbst-)sicheren Umgang mit den Medikamenten zu befähigen.

In der Praxis hat sich ein mehrphasiges Training bewährt. In allen Phasen steht den Betroffenen eine fachkundige Person (Mediziner, Pflegefachkräfte) zur Verfügung, die ihnen entsprechende Hilfestellung und Beratung anbietet.

In der ersten Phase, der Informations- oder Beratungsphase, werden dem Untergebrachten:

- die verordneten Medikamente vorgestellt,
- Informationen zu erwünschten und unerwünschten Wirkungen gegeben,
- Vorschriften (Teilbarkeit, Zeitpunkt der Einnahme, Besonderheiten bei der Lagerung etc.) und verbundene mögliche Auswirkungen auf den Alltag erklärt.

Die Arznei wird zunächst vom Betroffenen in Begleitung durch einen Mitarbeitenden gerichtet, in der Regel eine Pflegefachkraft.

In einem nächsten Schritt wird das Wissen überprüft, nötigenfalls oder auf Wunsch der Betroffenen werden weitere Informationen gegeben. Die Betroffenen beginnen in diesem Abschnitt damit, die Medikation selbstständig zu richten und einzunehmen.

In der letzten Phase kann der Untergebrachte, falls es die Sicherheitsregelungen der Einrichtung zulassen, seine Medikation, zum Beispiel im Wochendosett, zur Eigenverwahrung und Eigenverwaltung mit auf sein Zimmer nehmen.

Das Einnahmeverhalten kann durch Maßnahmen wie die regelmäßige Kontrolle des Medikamentenspiegels überprüft werden. Art und Weise dieser Maßnahmen sollten gemeinsam mit den Betroffenen besprochen und vereinbart werden.

## Adhärenz und Adhärenzförderung

Forschungsergebnisse zum Einnahmeverhalten von Medikamenten und zum Befolgen von Therapieempfehlungen zeigen, dass das Nichtbefolgen kein originäres Problem der Psychiatrie darstellt, sondern in vielen Bereichen des Gesundheitswesens vorherrscht. Die Gründe hierfür sind vielfältig und vielschichtig. Eine große Studie der WHO (2003) konnte fünf Kernfaktoren identifizieren:

- sozioökonomische Faktoren wie Beruf und Einkommen, Wohnverhältnisse,
- therapiebezogene Faktoren wie die Komplexität,
- das Behandlungs-/Gesundheitssystem, das beispielsweise mangelnde Vernetzung und Kommunikation der beteiligten Akteure aufweist, die Qualitätseinbußen in der Versorgungskontinuität bedeuten,
- patientenbezogene Faktoren wie persönliche Betrachtung der Erkrankung, kulturelle Einflüsse,
- krankheitsbedingte Faktoren wie Vergesslichkeit.

Die Adhärenztherapie nimmt das Nichtbefolgen von Therapievorschlägen als normale menschliche Reaktion zum Ausgangspunkt: Durch die verhaltenstherapeutisch orientierte Adhärenztherapie sollen Betroffene dazu befähigt werden, sich begründet, fundiert und bewusst für oder gegen die Einhaltung von Therapievorschlägen zu entscheiden. Der Begründer der Adhärenztherapie (»adherence« = festhalten, befolgen), Richard Gray, definiert sechs Faktoren, die das Therapieverhalten jedes Einzelnen beeinflussen:

- die Krankheitsfaktoren selbst, etwa Wissensdefizite über die Krankheit und deren Behandlung (dass ein Antibiotikum auch dann noch eingenommen werden muss, wenn die Symptome bereits abgeklungen sind);
- die Behandlung, zum Beispiel in Form ungewollter Nebenwirkungen;
- die verschreibende Person oder das Behandlungsteam (wie wird mit dem Patienten zusammengearbeitet, wird er in die Entscheidungsfindung einbezogen oder geht man über seine Wünsche und Bedenken hinweg?);
- der Patient, zum Beispiel durch seine Einstellung zur Behandlung (»kommt von selbst, geht von selbst«-Haltung) oder dadurch, dass er die Einnahme vergisst;
- das persönliche Umfeld, etwa durch Druck, der von Bezugspersonen auf den Patienten ausgeübt wird, die eine schnelle Genesung wünschen

oder denen es unangenehm ist, einen Betroffenen in ihrem Umfeld zu wissen;
- kulturelle Aspekte, wenn der Betreffende beispielsweise einer anderen als der westlichen Medizin mehr vertraut (Gray u. a. 2010).

Bislang wurde das Nichtbefolgen der Therapieempfehlungen als »Noncompliance« und das Einhalten der Empfehlungen als »Compliance« bezeichnet. Unter dem Begriff der Compliance versteht man ein kooperatives Verhalten des Betroffenen, oder anders ausgedrückt: Der Betroffene macht das, was der Arzt respektive der Behandler (Therapeuten, Pflegende) ihm sagt. Hierdurch liegt die Verantwortung für die Einhaltung oder Nichteinhaltung von Therapieempfehlungen ausschließlich beim Betroffenen. Demgegenüber bezeichnet »Adhärenz« einen Prozess der gemeinsamen Entscheidungsfindung, bei dem die Meinung der Betroffenen aktiv mit einbezogen und berücksichtigt und die Verantwortung für den Erfolg oder Nichterfolg einer Therapie nicht mehr einseitig bei den Betroffenen gesehen wird. Die Betroffenen werden als Experten und Expertinnen ihrer eigenen Erkrankung angesehen.

Das primäre Ziel der Adhärenztherapie ist es, den Betroffenen dazu zu befähigen, sich aus eigener, fundierter Entscheidung heraus für oder gegen einen Therapievorschlag zu entscheiden. Adhärenz wird definiert als das Ausmaß, in dem das Verhalten eines Patienten (etwa im Hinblick auf die Einnahme von Medikamenten, die Einhaltung einer Diät oder das Einhalten von Terminen) mit den Vorgaben der Behandelnden übereinstimmt. Dabei beschreibt der Begriff zunächst wertfrei einen Zustand und berücksichtigt die komplexen Einflussfaktoren, die im Rahmen adhärenten Verhaltens eine Rolle spielen.

Es handelt sich bei der Adhärenztherapie um eine strukturierte verhaltenstherapeutische Einzelintervention, die von Mitarbeitenden aller Berufsgruppen angewandt werden kann, in der Praxis im deutschsprachigen Raum jedoch vorrangig durch die Pflegenden angeboten wird. Der

Adhärenztherapeut bietet Unterstützung und Begleitung bei einer möglichst effektiven und selbstbestimmten Gestaltung der Therapie. Damit einher geht das Angebot der Förderung des Wohlbefindens und des persönlichen Krankheitsmanagements. Durch diesen Prozess erfährt der Untergebrachte eine Selbstbefähigung und damit verbunden eine Selbstwirksamkeitsüberzeugung, da er aktiv in den Planungs- und Behandlungsprozess einbezogen wird, was wiederum dem Erhalt von Hoffnung zuträglich ist.

Für professionell Tätige, die die Adhärenztherapie anbieten bzw. in deren Setting diese angeboten wird, bedeutet dies vielfach ein Umdenken: Der Prozess ist grundsätzlich ergebnisoffen. Betroffene können sich selbstverständlich auch *gegen* Therapieempfehlungen entscheiden oder eigene Vorschläge und Vorstellungen einbringen, die günstigenfalls durch die Behandler akzeptiert werden und im Rahmen des gemeinsamen Aushandelns zu einem Kompromiss führen. Eigenverantwortlich zu entscheiden und gemeinsam mit den Behandlern auszuhandeln, was als sinnvoll und zielführend erscheint, dazu soll die Adhärenztherapie die Betroffenen befähigen.

Die Adhärenztherapie ist in modularen Einzelsitzungen wie dem »Assessment« und dem »Blick zurück« aufgebaut. Unter Zuhilfenahme von Arbeitsmaterialien und strukturierten Assessments werden die einzelnen Module von dem Betroffenen mit Beratung und Unterstützung des Therapeuten bearbeitet. Als Adhärenztherapeut und -therapeutinnen dürfen nur Fachpersonen tätig werden, die über eine entsprechende Qualifizierung verfügen. Durch den Dachverband Adhärenz (siehe https://dachverband-adherence.de) wurden eigens hierzu entsprechende Schulungsmanuale erstellt und aus dem Englischen übersetzt. Die Ausbildung zum Therapeuten erfolgt durch vom Dachverband akkreditierte Trainerinnen und Trainer.

Die Adhärenztherapie ist im Fachbereich der forensischen Psychiatrie bisher wenig verbreitet. In der Praxis stellt sich unter anderem die Frage, inwieweit die Untergebrachten echte Wahlmöglichkeiten haben, um sich für oder gegen Therapieempfehlungen bzw. die Medikamenteneinnahme zu entscheiden. Gilt doch sowohl im stationären als auch im ambulanten forensisch-psychiatrischen Setting insbesondere die Medikamenteneinnahme, aber auch die übrige Therapieteilnahme als Grundlage zur Gefährlichkeitsreduktion und als Signal der Bereitschaft des Betroffenen, seine krankheitsinduzierte Gefährlichkeit zu verringern, um weitere Lockerungen bis hin zur Entlassung zu erlangen. Therapieteilnahme und Medikamenteneinnahme werden zudem häufig als Weisungen durch das zuständige Gericht im Rahmen der bedingten Entlassung auferlegt. Eine Nichteinhaltung der Weisungen kann die Rückkehr in den Vollzug bedeuten.

Welche Wahlmöglichkeiten haben die Betroffenen also tatsächlich?

**SELBSTBESTIMMTE ENTSCHEIDUNGSFINDUNG** In der Adhärenztherapie findet eine intensive Auseinandersetzung mit den bisherigen Erfahrungen sowie den Wünschen und Vorstellungen des Betroffenen bezüglich seiner Therapie und seiner Zukunft statt. Hierauf aufbauen kann die Befähigung zur fundierten Entscheidungsfindung, die den Betroffenen in seiner Position stärkt, ihn in der Auseinandersetzung mit seiner Erkrankung und der Unterbringung auf ganz alltagspraktische Weise unterstützt sowie auch gegenüber den Behandlerinnen und Behandlern in eine selbstbewusstere Position versetzt, wenn es um das Aushandeln von Therapieempfehlungen und -inhalten geht.

Selbst wenn die Wahlmöglichkeiten im Maßregelvollzug für die Betroffenen zunächst minimal erscheinen – sie haben doch die Möglichkeit und das Recht, sich für oder gegen Therapie zu entscheiden, wenn auch mit den entsprechenden Konsequenzen. Findet diese Entscheidung fundiert statt und/oder ist der Betroffene in der Lage, mit den Behandelnden in einen Aushandlungsprozess zu gehen, hat die Adhärenztherapie einen wertvollen Beitrag geleistet. In der Praxis hat sich gezeigt, dass diese Therapie von den meisten Betroffenen und von den Mitarbeitenden eben aus diesen Gründen als lohnenswertes Angebot angesehen wird.

*Die Befähigung der Untergebrachten, fundiert und eigenverantwortlich Entscheidungen zu treffen (für oder gegen etwas), ist eine wichtige Voraussetzung für die nachhaltige Integration von Behandlungs- und Therapieempfehlungen, um Verhaltensänderungen in den Alltag und damit die Erreichung der Unterbringungsziele (Besserung und Sicherung) zu ermöglichen.*

## Das Gezeitenmodell

Das Gezeitenmodell ist ein recoveryorientiertes Konzept, das Bezug auf die Bedeutung der eigenen Lebensgeschichte nimmt. Insbesondere für die Bewältigung und den Umgang mit psychischen Krisen und Erkrankungen stellt das Gezeitenmodell ein praxisorientiertes, leicht anwendbares und lebenspraktisches Konzept dar. Entwickelt wurde es Mitte der 1990er-Jahre in England von Phil Barker und Poppy Buchanen-Barker (2020). Die Erfahrungen der Betroffenen im individuellen Umgang mit ihrer Erkrankung und deren Integration in den Lebensalltag waren die Grundlage für das Konzept. Der durch die Pflegetheoretikerin Hildegard Peplau (1952) beschriebene interpersonale Ansatz bildet das theoretische Fundament für das Modell. Bei diesem Ansatz steht die Beziehung zwischen Pflegekraft und Erkranktem im Mittelpunkt, diese Beziehung spiegelt die alltäglichen Schwierigkeiten des Lebens wider.

Unter Berücksichtigung dieses interpersonalen Ansatzes ist das Gezeitenmodell eine Intervention, die die individuellen Erfahrungen und Erlebnisse des Betroffenen in den Mittelpunkt rückt. Leitgedanken dieser Intervention sind, dass der Betroffene der eigentliche Experte sei und die Aufgabe von professionell Tätigen darin liege, begleitend und beratend zur Verfügung zu stehen. Die Aufgabe der im Maßregelvollzug Tätigen ist es, Situationen herzustellen und zu fördern, in denen die Betroffenen sich mit ihren psychischen Lebensproblemen auseinandersetzen, mit diesen vertrauter werden und sie schließlich überwinden können.

In der Praxis der forensischen Psychiatrie gibt es unterschiedliche Auffassungen zur Anwendbarkeit des Modells (Zuaboni u. a. 2019). Die Umsetzung der Grundannahmen kann sinnvoll sein, wenn den Untergebrachten mit einfachen Maßnahmen ein Gefühl persönlicher Wertschätzung vermittelt und die Beziehung zwischen Behandelnden und Betroffenen gestärkt werden soll. Dies kann die Arbeitszufriedenheit der Behandelnden erhöhen, was wiederum positive, Hoffnung und Sinn stiftende Auswirkungen auf die Untergebrachten hat. Wie dies geschehen kann, wird am folgenden Beispiel kurz skizziert:

**BEISPIEL**

Herr N. ist seit vielen Jahren im Maßregelvollzug untergebracht. In den regelmäßig stattfindenden Bezugspflegegesprächen teilt er mit, dass er nichts Neues zu berichten habe und sein Alltag immer gleich ablaufe. Das Behandlungsteam erlebt Herrn N. als rückzüglichen und im Antrieb geminderten, oftmals nachdenklich in sich gekehrten Menschen. Beide Seiten, Herr N. und die Bezugspflegerin, betrachten die Gespräche bisher immer als Möglichkeit, um vorwiegend über das Krankheitsgeschehen zu sprechen, oder anders formuliert: Die Identität von Herrn N. basiert fast ausschließlich auf seiner Krankheit.

Durch die Anwendung der Grundannahmen des Gezeitenmodells kann der Versuch unternommen werden, diesen Blick zu verändern und zu weiten. Herr N. wird aufgefordert, sich mit seiner eigenen Geschichte auseinanderzusetzen und dabei nicht nur auf die Zeit der Unterbringung zu schauen, sondern auch auf die Zeit davor: Was war vor der Psychiatrie? Was war vor dem Delikt? Was hat gut geklappt? Was tat mir gut? Wer tat mir gut? Was habe ich gemacht, als es mir gut ging? Was hat zu meinen Krisen geführt? Was hat wieder hinausgeführt?

Solche Fragen ließen sich weiter fortsetzen, der wichtigste Ansatz ist bei der Anwendung des Gezeitenmodells, dass der Untergebrachte

seine Geschichte mit seinen eigenen Worten erzählen kann. Die Bezugspflegerin hört Herrn N. zu, ohne korrigierend einzugreifen oder Ratschläge zu erteilen – dies stellt für die professionell Tätigen oftmals eine Herausforderung dar.
Durch das Erzählen der eigenen (Lebens-)Geschichte kann Herr N. diese seine Geschichte zurückgewinnen und somit auch Kontrolle übernehmen. Gleichzeitig wird deutlich, dass es in seinem Leben mehr gab und gibt als nur die Krankheit, das Delikt und die Unterbringung.

Durch solche Perspektiverweiterungen wird den Betroffenen in der Regel deutlich, dass sich Dinge und Gegebenheiten doch stetig verändern und es etwas zu berichten gibt. Die Bezugspflegekräfte oder das gesamte Behandlungsteam können hierdurch ebenfalls ihren Blick auf die Untergebrachten erweitern und verändern. Dies führt dazu, dass sich neue Ansätze und Ideen zur Gestaltung auftun und die oftmals vorhandene sogenannte therapeutische Ratlosigkeit verhindert oder zumindest gemindert werden kann.

## Basale Expositionstherapie

Die Basale Expositionstherapie (BET) ist ein in Norwegen (Heggdal 2012) entwickeltes, alternatives Therapieverfahren für Betroffene mit komplexen Störungen und niedrigem psychosozialem Funktionsniveau, die oftmals als »therapieresistent« bezeichnet werden. Als transdiagnostische Gemeinsamkeit dieser Betroffenengruppe werden das Aufkommen sogenannter existenzieller Katastrophenangst und der Versuch, diese durch alle möglichen Strategien zu vermeiden, definiert. In der BET wird genau dieses Vermeidungsverhalten als Kern der Probleme der Betroffenen angesehen.

Betroffene, die in das BET-Programm aufgenommen wurden, sind oft über viele Jahre aufgrund von Halluzinationen, Wahnvorstellungen,

Dissoziationen und suizidalem Verhalten behandelt worden, ohne dass ihr Zustand dadurch dauerhaft verbessert werden konnte. Innerhalb der forensischen Psychiatrie gibt es viele Betroffene, auf die diese Kriterien zutreffen und die von dem Ansatz der BET profitieren können.

In der BET wird der Betroffene als derjenige angesehen, der seine Probleme durch Vermeidung aufrechterhält und selbst dafür verantwortlich ist, Veränderungen durch aktive Entscheidungen und Handlungen zu ermöglichen. Die Behandelnden können dabei den Weg zeigen, aber nicht das Problem selbst lösen. Ziele der BET sind, die Abhängigkeit vom Gesundheitswesen zu regulieren, zu verringern und gleichzeitig die Fähigkeit zu fördern, Affekte und Verhaltensweisen selbst zu beeinflussen. Die BET verläuft in fünf Phasen:

- Etablierung einer sicheren und stabilen Basis (durch die Komplementäre Externale Regulation),
- Etablierung einer Arbeitsallianz,
- Erforschung von Vermeidungsverhalten,
- Konfrontation (Exposition),
- lösungsfokussierte Konsolidierung der funktionalen Bewältigungsstrategien.

Die traditionelle Behandlung dieser Betroffenen basiert vor allem auf regulierenden und stabilisierenden Maßnahmen, die jedoch im Laufe der Zeit zu Regression und Marginalisierung führen können. Ein wichtiges Instrument in der BET ist deshalb das therapeutische Verfahren der Komplementären Externalen Regulation (KER), und zwar mit dem Ziel, Verhaltensstörungen zu reduzieren und die Ressourcen der Patienten und Patientinnen zu mobilisieren.

Die KER basiert auf den Gegensätzen von Unterregulation versus Überregulation. Durch die Konfrontation mit Freiheit und Verantwortung sowie durch die Unterstützung von Bewältigungsverhalten im Wechsel mit Unterstimulierung und Vermeidung von Sekundärgewinnen wird der Betroffene dazu bewegt, sein Verhalten selbst zu steuern. In dieser Regulation ersetzt validierende Kommunikation externale regulierende Maßnahmen.

Bei einer geplanten Implementierung in das Behandlungssetting müssen wichtige Faktoren berücksichtigt werden:

- Etablierung einer Prozessperspektive,
- Schulung in der Anwendung der KER,
- Schwerpunkt auf validierender Kommunikation,
- Verstehen von vermeidendem Verhalten und seinen Funktionen,
- Etablierung von Verantwortung und Konfrontation als Lösungsweg.
- Wichtig zu wissen ist aber: Werden diese Aspekte nicht im gesamten Team berücksichtigt und umgesetzt, kann die BET nicht etabliert und ausgeführt werden (World Health Organisation 2003).

### Experienced Involvement

Der Einbezug der Erfahrungen und das persönliche Erleben der Betroffenen findet in der psychiatrischen Versorgung und somit auch im Fachbereich des Maßregelvollzugs zunehmend die ihr angemessene Bedeutung. Hierdurch finden die persönlichen Sichtweisen, Erfahrungen und Bewältigungsstrategien im Umgang und im Leben mit der Erkrankung Berücksichtigung. Aus Untersuchungen geht hervor, dass der Einbezug von Betroffenen in die Behandlung einen positiven Einfluss auf diese nimmt, unter anderem durch ein erweitertes Krankheitsverständnis (Sinnsuche), die Generierung von neuem Wissen über genesungsfördernde Faktoren, die Entwicklung neuer Methoden in der Behandlung, aber auch generell in der Aus-, Fort- und Weiterbildung psychiatrisch Tätiger (Dörner u. a. 2019).

In den deutschsprachigen Ländern besteht die Möglichkeit, dass Menschen mit einer psychischen Erschütterung eine Qualifikation zum Genesungsbegleiter (»Peer«) absolvieren, die mit der Bezeichnung EX-IN-Genesungsbegleiter bzw. -begleiterin abschließt (EX-IN = Experienced Involvement). Wie bei den Recoverykonzepten erwähnt, ist die

Ausbildung zum Genesungsbegleiter umfassend. Die Teilnehmenden setzen sich unter anderem mit Themen wie Salutogenese (Was hält gesund?), Empowerment, dem grundlegenden Recoverymodell und der eigenen Recoverygeschichte auseinander. Sie erlernen Methoden und Kompetenzen zur Beratung und Begleitung anderer, zur Gestaltung von Kriseninterventionen und zum Lehren und Lernen.

> Recovery, Seiten 72 f., 78 ff.

Der Umgang, die Bewältigung und die Reflexion der eigenen Erkrankung spielen eine weitere zentrale Rolle. Wichtige Zugangsvoraussetzung zur Absolvierung der Ausbildung ist eine eigene, schwere seelische Erkrankung. Durch die Ausbildung und den Einbezug von Betroffenen soll eine verbesserte Nutzerorientierung sowie eine zufriedenstellende und weniger diskriminierende Behandlung erreicht werden (Utschakowski u. a. 2016).

Auch in der forensischen Psychiatrie hat der Einsatz von Genesungsbegleitern Einzug gehalten. Durch die Ausbildung können Untergebrachte im Maßregelvollzug eine neue, sinnvolle Perspektive und Beschäftigung erfahren und nach ihrer Entlassung aus dem Maßregelvollzug auf diesem Gebiet tätig werden. Sie können als Genesungsbegleiter in einer Institution oder in einem Stationsteam mitarbeiten. Dies kann auf vielfältige Art und Weise geschehen. So können sie anderen Untergebrachten ihre Geschichte darlegen und zur Entwicklung von Hoffnung und Zuversicht beitragen. Genesungsbegleiter können aber auch eine Art Übersetzerfunktion zwischen den Teams und den untergebrachten Personen erfüllen.

Ein weiterer Bereich ist der Einbezug von Genesungsbegleitern in Schulungsveranstaltungen, in Ausbildung und Lehre. Hier kann ein Paradigmenwechsel vollzogen werden, indem Mitarbeitende von den Betroffenen »aus erster Hand« erfahren, was ihnen gutgetan hat oder immer noch guttut, was sie sich im Umgang mit den Professionellen wünschen und vieles mehr.

## Interkulturelle Handlungskonzeptionen

Eine große Anzahl der Untergebrachten im Maßregelvollzug weist einen Migrationshintergrund auf. Als Mitarbeitende treffen wir also auf Menschen aus anderen, mitunter sehr fremden Kultur-, Religions- und Sprachkreisen. Menschen werden durch ihre Kulturzugehörigkeit und die damit verbundenen soziokulturellen Einflussfaktoren geprägt. Diese Prägungen finden Ausdruck in persönlichen und individuellen (normativen) Vorstellungen und Auffassungen bezüglich Gesetzen, Glauben, Moral und Sitten, Gewohnheiten, Bräuchen und Ritualen, Krankheitsverständnis, aber auch Fähigkeiten.

Für im Maßregelvollzug Tätige bedeutet dies, dass Kenntnisse über kulturelle Besonderheiten wichtig und hilfreich in der praktischen Arbeit sind (Tänzer & Kayser 2022). Der Fokus sollte jedoch auch auf der Interaktion und dem individuellen soziokulturellen und biografischen Kontext liegen. Eine die Lebenswirklichkeit des Einzelnen betrachtende Handlungskompetenz bringt einen hohen Grad an Kultursensibilität mit sich und basiert auf (wechselseitiger) Neugier, Achtung und auf Respekt. Innerhalb des Behandlungsprozesses im Maßregelvollzug gibt es zahlreiche Möglichkeiten zur Umsetzung und Förderung von Kultursensibilität.

**KULTURSENSIBILITÄT** Die Auseinandersetzung mit anderen Kulturen ist unter anderem hilfreich, um das Krankheitsverständnis der Personen nachvollziehen zu können, Ursachenhypothesen zu verstehen, die Bedeutung und Rolle der Angehörigen im jeweiligen kulturellen Kontext zu erkennen und vieles mehr. Auch die häufig mit Migration verbundenen Traumata lassen sich so in ihrer kulturspezifischen Wahrnehmung erst verstehen (Gräbener 2024).

Offenheit und Interesse gegenüber dem Fremden anderer Kulturen sollte eine Grundeigenschaft sein. Ein Beispiel kann das gemeinsame Kochen landestypischer Gerichte aus verschiedenen Kulturkreisen im Rahmen der Kochgruppe sein, und zwar nach Anleitung durch den Untergebrachten, aus dessen Land die Speise stammt.

**DOLMETSCHER** Der Einbezug von Sprach- und Kulturmittlern und/oder Dolmetschern in die Behandlung kann unumgänglich sein, und zwar mit dem Ziel, gemeinsam mit den Betroffenen und den jeweiligen Institutionen individuelle, auf den Einzelfall bezogene Ideen und Konzepte zu entwickeln, die einen friedvollen und möglichst vorurteilsfreien Umgang fördern. In Deutschland gibt es mittlerweile einige Initiativen, die mit den Einrichtungen des Gesundheits- und Sozialwesens und somit auch denen des Maßregelvollzugs zusammenarbeiten (siehe die Internationale Gesellschaft für Bildung, Kultur und Partizipation, www.bikup.de).

Hier ist das Bereitstellen mehrsprachiger Informationsschriften notwendig, beispielsweise allgemeine Informationen zum Maßregelvollzug, zu den Krankheitsbildern und Therapieformen, Therapiepläne, aber auch Speisepläne etc. Diese erleichtern den Umgang mit den im Alltag oftmals sehr hemmenden sprachlichen Barrieren. Durch diese Schwierigkeiten zwischen den Gesprächspartnern wird das Geben und Erheben wichtiger Informationen verhindert, wodurch sich schnell wechselseitige Ressentiments und Missverständnisse ergeben können. Diese haben unweigerlich und oftmals unbemerkt, da nicht ausgesprochen, Einfluss auf die Beziehungsgestaltung. Die mehrsprachigen Informationsschriften stellen eine wichtige Arbeitshilfe dar.

**ALLTAGSGESTALTUNG** Das Aushängen eines interkulturellen Kalenders und die Klärung von Möglichkeiten, Feiertage und Feste anderer Kulturen zu begehen, wenn dies seitens der Untergebrachten gewünscht wird, sollten berücksichtigt werden. Beispiele sind der muslimische Fastenmonat Ramadan und festgelegte Gebetszeiten im Alltag. In der Praxis wünschen Untergebrachte regelmäßig, dieses Ritual ausführen zu können. Fragen, die in diesem Zusammenhang auftreten, sind häufig, wie das Fasten beispielsweise mit der Medikamenteneinnahme zu vereinen ist, ob das Essen zurückgestellt werden kann und welche Lösungsmöglichkeiten individuell umsetzbar sind (siehe dazu die vielen praktischen Tipps in Laabdallaoui & Rüschoff 2010).

Soziokulturelle Aspekte bei der Zuweisung von Bezugspersonen sollten berücksichtigt werden. Hier kann beispielsweise die Zuweisung einer Bezugsperson des gleichen Geschlechts sehr sinnvoll sein. Auch den Wunsch nach Pflege durch gleichgeschlechtliche Personen, wenn Unterstützung bei der Körperpflege erforderlich ist, gilt es zu berücksichtigen.

SPIRITUALITÄT Die Themen der Religiosität und Spiritualität werden von den professionell Tätigen im Maßregelvollzug häufig marginalisiert oder sogar tabuisiert. Forschungsergebnisse zeigen jedoch, dass Untergebrachte vielfach den Wunsch haben, über diese Themen zu sprechen. Für einige stellen sie einen wichtigen, Halt gebenden und Hoffnung stiftenden Faktor dar. Andere begründen sogar bereits ihre persönlichen Erklärungsansätze der Erkrankung mit religiösen oder spirituellen Aspekten. Aus diesen Gründen ist es wichtig, dass die Behandelnden Raum geben und eine entsprechende Atmosphäre schaffen, um eine Auseinandersetzung mit diesen Themen zu ermöglichen. Dies sollte auf individuelle Art und Weise geschehen.

***Wird den Untergebrachten Zeit gegeben, um ihre eigene Sicht auf ihre Geschichte, auf ihre Fähigkeiten und auf ihre Wünsche zu verbalisieren, dann hilft das nicht nur ihnen bei einer Sinngebung für ihr jetziges und weiteres Leben, auch die psychiatrisch Tätigen erleben die Untergebrachten viel differenzierter und können gezielter unterstützen.***

# Sexualität im Maßregelvollzug

Sexualität gehört mit ihren verschiedenen Facetten zu den wichtigen, aber häufig tabuisierten und verdrängten Phänomenen des Alltags. Im Maßregelvollzug spielt dieses Thema eine besondere Rolle. Die Betroffenen sind regelmäßig über lange Zeiträume untergebracht und dadurch in ihren Möglichkeiten eingeschränkt, dem Wunsch nach Nähe, Intimität und Sexualität nachzugeben. Der Kontakt zu einer möglichen Partnerin oder zu einem Partner ist nur sehr begrenzt vorhanden. Auch die Möglichkeiten der Kontaktanbahnung, der Entwicklung neuer Freundschaften oder aber die Nutzung von sexuellen Dienstleistungen sind nicht oder nur unter erschwerten Bedingungen umsetzbar.

Parallel hierzu sind die Betroffenen aber durchaus in ihrem Alltag mit Themen wie Sexualität und Intimität konfrontiert, zum Beispiel durch die Medien. Mitunter entwickeln sich homosexuelle Partnerschaften zwischen den Untergebrachten. Für die Betroffenen haben diese Themen oftmals einen hohen Stellenwert, so beschäftigen sie sich mit Fragen wie: Wie finde ich nach der Entlassung eine Partnerin, einen Partner? Wie werden potenzielle Partner mit meiner Unterbringung und Erkrankung umgehen, wie werden sie darauf reagieren und wie soll ich damit umgehen? Kommt die Lust trotz der Medikation wieder? Kann ich danach noch Kinder bekommen und eine Familie gründen?

Auch für die professionell Tätigen sind diese Themen alltäglich, dennoch werden sie nur selten mit den Untergebrachten thematisiert, weil Risiken vermutet werden. Für die Entwicklung einer hoffnungsvollen Perspektive der Untergebrachten sind sie aber sehr wichtig.

Eine besondere Schwierigkeit stellt hierbei das Anlassdelikt des Untergebrachten dar – insbesondere wenn dies ein Sexualdelikt oder aber sexuell motiviert war. Der Unterschied zwischen den sexuell motivierten Delikten und den übrigen Anlasstaten besteht in der inhaltlichen Ausrichtung des Gesprächs, der therapeutischen Intention. Als Mitarbeiter gilt es, genau zu beobachten, welche Verhaltensweisen und Gesprächsinhalte der Betroffene zeigt und äußert. Sind diese vor dem Hintergrund geltender Regeln und Normen hinnehmbar? Werden Äußerungen gemacht, die einen Deliktbezug oder andere illegale Inhalte darstellen oder wird gar derartiges Verhalten gezeigt? Hier gilt es sensibel, aber deutlich im Rahmen des gesamten Behandlungsteams zu reagieren, dem Betroffenen sein Verhalten als nicht hinnehmbar zu spiegeln und Alternativen anzubieten.

Kein Unterschied besteht jedoch in dem Grundsatz, dass Sexualität, Intimität und Nähe Alltagsphänomene sind.

ENTTABUISIERUNG Für die Behandlung im Maßregelvollzug ist es wichtig, dass diese Themen enttabuisiert, also thematisiert werden. Dies bietet die Möglichkeit, die Themen »normal« zu behandeln und auch mögliche Risiken oder Befürchtungen anzusprechen. Möglichkeiten zur Annäherung ans Thema und zur Thematisierung bestehen beispielsweise durch:

- die Aufnahme des Themas »Sexualität« in die Fortbildungsveranstaltungen für Mitarbeitende,
- den Einbezug der Thematik in die Anamnese zu Beginn der Unterbringung,
- die Berücksichtigung sexueller Themen wie der sexuell übertragbaren Erkrankungen in die therapeutischen Gespräche, im Einzel- wie im Gruppensetting,
- das Hinzuziehen externer Dienste wie der Aidshilfe, um Informationen zu vermitteln.

Das Schaffen räumlicher Möglichkeiten, sogenannter Begegnungszimmer, sollte geprüft werden, sodass sich Untergebrachte mit ihren Lebenspartnern zurückziehen können, um mit diesen, unbeobachtet und ungestört, intim werden zu können. In der Praxis werden diese Möglichkeiten oftmals kontrovers diskutiert. In einigen Einrichtungen werden diese Räumlichkeiten, oftmals mit dem (fragwürdigen) Argument der Sicherheit, gänzlich abgelehnt. Aus unserer Sicht sollte jedoch die Möglichkeit des intimen Rückzugs gegeben werden. Die Entscheidung über die Nutzung ist im Einzelfall zu treffen, also unter Berücksichtigung deliktrelevanter und sicherheitsbezogener Aspekte.

Der komplikationslose, niederschwellige Zugang zu Kondomen oder anderen Verhütungs- und Schutzmöglichkeiten ist unerlässlich, beispielsweise durch die Bereitstellung eines Kondomautomaten in der Einrichtung. Eine weitere Möglichkeit besteht in einem Vorrat davon im Dienstzimmer und der Herausgabe auf Anfrage. In der Praxis ist Letzteres jedoch kritisch zu betrachten, da die Untergebrachten ihren »Bedarf« beim Personal anmelden müssten, was einerseits schambehaftet sein kann, andererseits unnötige Einblicke in die Intimsphäre der Untergebrachten erlaubt.

Ein offenes Ansprechen ist ebenfalls ratsam, wenn ein Untergebrachter in einen unbegleiteten extramuralen Ausgang geht und im Vorfeld signalisiert, dass er sexuelle Dienstleistungen nutzen möchte. Insbesondere unter Berücksichtigung der oftmals langen Unterbringungsdauern und damit möglicherweise verbundenen Unerfahrenheit mit Sexualpartnern kann es sinnvoll sein, beratende Gespräche zum Verhalten anzubieten.

***Das Thema »Sexualität« gehört auch im Maßregelvollzug zum Alltag. Für die Mitarbeitenden gilt es, einen Weg zwischen Enttabuisierung und Einhaltung von Schamgrenzen zu finden.***

# Umgang mit Gewalt und Aggression und deren Prävention

## Krisenherde erkennen – deeskalierende Strukturen schaffen

Gewalttätige Übergriffe gegen Mitarbeitende und unter den Betroffenen selbst sind in allen Fachbereichen der psychiatrischen Versorgung ein gut dokumentiertes Phänomen (siehe etwa Nau u. a. 2018; DGPPN 2019). Dieses arbeitsplatzbezogene Risiko kann bei Mitarbeitenden (in allen Bereichen der Gesundheitsversorgung, auch der stationären Altenhilfe oder der Behindertenhilfe) zu Unzufriedenheit und schwerwiegenden Folgen führen. Daher haben viele Einrichtungen Konzepte und Strukturen geschaffen, um diese Übergriffe vermeiden und bei einem Vorfall bestmöglich Nachsorge und Betreuung für die Betroffenen anbieten zu können. Mittels Fortbildungen und Trainingsprogrammen sollen Mitarbeitende präventiv arbeiten können, um Gewalt zu mindern und im besten Fall natürlich zu vermeiden.

Wenn es zu Übergriffen kommt, treten bei den betroffenen Mitarbeitern und Mitarbeiterinnen häufig körperliche und psychische Folgen auf. Gut belegt sind die oft weniger schwerwiegenden körperlichen (siehe etwa Nau u. a. 2018): Kratzwunden, Hämatome, ausgerissene Haare. Schwere Verletzungen wie Knochenbrüche sind eher selten.

Die psychischen Folgen und Auswirkungen sind bislang noch nicht so gut untersucht wie die körperlichen, jedoch sind diese oftmals gravierender, insbesondere mittel- und langfristig. Derzeit ist ein Paradigmenwechsel festzustellen: Mehr und mehr rückt dieses Thema in den Fokus und wird enttabuisiert. Aspekte wie Haltung gegenüber den Erkrankten, Milieugestaltung, wertschätzende Kommunikation und geteilte Entscheidungen als mögliche präventive Maßnahmen zur Vermeidung von Gewalt und Aggression setzen sich allmählich durch. Die Nachsorge und Betreuung der Übergriffsopfer werden offen diskutiert und etabliert sowie seitens der Institutionen konzeptionell-strukturell gewährleistet. Dies gilt auch für die forensische Psychiatrie.

**KRISENPRÄVENTION** Das Safewards-Modell (»safe« = sicher, geschützt; »ward« = Station, Schützling) ist ein von einem Team aus Pflegewissenschaftlern am Londoner King's College entwickeltes, evidenzbasiertes Modell, das zur Förderung von Sicherheit und zur Reduzierung von Krisen und Konflikten im psychiatrischen Setting erarbeitet wurde (Bowers 2009). Inzwischen findet es auch im Maßregelvollzug zunehmend Anwendung und wird in der S3-Leitlinie »Verhinderung von Zwang« (DGPPN 2019) empfohlen.

Das Modell bietet Erklärungen für die Entstehung und Eskalation von Krisen und Konflikten (Konflikt = jegliches Patientenverhalten, das zu Verletzungen führen kann) sowie Interventionen zur Vorbeugung. Eine Grundlage des Modells ist die Annahme, dass das Patientenverhalten durch die Umgebung beeinflusst wird. Es identifiziert sechs Ursprungsfaktoren, die Krisen und Konflikte hervorrufen können:

- Stationsteam,
- räumliche Umgebung,
- krankenhausexterne Faktoren,
- Patientengruppe,
- Patienteneigenschaften und
- regulatorische Rahmenbedingungen.

Aus diesen Faktoren können Krisenherde entstehen, aus denen wiederum Krisen und Konflikte resultieren. Daher gilt es, die Ursprungsfaktoren im Blick zu behalten, um (mögliche) Krisenherde frühzeitig zu identifizieren und gezielt nach Eindämmungsmöglichkeiten zu suchen. Die Autoren des Modells betonen, dass es nie möglich sein wird, jegliche Krisen und Konflikte zu vermeiden, dass aber Früherkennung, ein bewusster Umgang und der Miteinbezug der Patienten wirksam sind zur Prävention und Eindämmung. Mitarbeitenden wird ein großer Einfluss zugeschrieben, indem sie umsichtig mit einem Krisenherd oder auch mit einer bereits eingetretenen Krise bzw. einem Konflikt umgehen. Hierzu bietet das Modell Kerninterventionen, die nachweislich wirksam sind.

**Gegenseitiges Kennenlernen:** Die therapeutische Beziehung zu den Untergebrachten ist eine wesentliche Grundlage für Sicherheit und Therapie im Maßregelvollzug. Üblicherweise wissen die Mitarbeitenden von den untergebrachten Personen sehr viele (höchst persönliche) Details. Die Interventionen speziell zur Beziehungsgestaltung zielen darauf ab, dass die Mitarbeitenden den untergebrachten Personen einige unverfängliche und selbst gewählte (!) Informationen zu ihrer eigenen Person offen und zugänglich mitteilen, zum Beispiel auf einer Schautafel in der Behandlungseinheit. Diese Informationen bieten ein niederschwelliges Angebot zur Kontaktaufnahme (»Small Talk«) und zum Beziehungsaufbau. Diese Intervention stößt in der Praxis des Öfteren auf Widerstand bei den Mitarbeitenden, dann gilt es zu klären, um welche unverfänglichen Informationen es geht und dass alle selbst entscheiden dürfen, was sie preisgeben und was nicht. Beispiele, die hilfreiche Anknüpfungspunkte für niederschwellige Gespräche sein können, sind Angaben zum Lieblingssportverein, zum Lieblingsfilm, das Lieblingstier oder -buch etc.

**Gegenseitige Erwartungen klären:** Herausforderndes, schwieriges Verhalten seitens der Patienten und Patientinnen lässt sich teilweise darauf zurückführen, dass sie nicht genau wissen, was von ihnen erwartet wird, oder sie spüren, dass beim Stationspersonal keine einheitliche Haltung gegenüber diesen Erwartungen existiert. Daher geht es bei dieser Intervention darum, die gegenseitigen Erwartungen (auch »Regeln«) miteinander zu klären. Was erwartet das Team von den untergebrachten Personen, was erwarten diese vom Team? Führen zum Beispiel auch einige »hausgemachte« Stationsregeln häufig zu Konflikten und sollten selbstkritisch auf den Prüfstand gestellt werden: Werden wirklich alle Regeln in ihrer aktuellen Form benötigt?

**Verständnisvolle Kommunikation:** Wenn Mitarbeitende Wünschen oder Forderungen von untergebrachten Personen nachkommen sollen oder wenn von Untergebrachten etwas verlangt/gewünscht wird oder sie von etwas abgehalten werden, dann kann sich die Situation zuspitzen, was Frustration und gekränkte Gefühle auf beiden Seiten zur Folge haben kann: Demütigung, Missachtung, sich nicht ernst genommen fühlen. In der Folge kann es zu Krisen oder Konflikten kommen. Diese Intervention bietet Lösungsansätze, um solche Konflikte zu vermeiden und zusammenzuarbeiten.

**Deeskalierende Gesprächsführung:** Durch das Wahren einer offenen, freundlichen und positiven Haltung im Rahmen der Gesprächsführung wird deeskalierend gearbeitet – das ist ganz zentral. Aber auch das kritische Reflektieren des eigenen Auftretens und dessen mögliche Auswirkungen auf die untergebrachte Person im Kontext von Krisen und Konflikten spielt eine wichtige Rolle.

**Positive Kommunikation:** Im Rahmen der Unterbringung im Maßregelvollzug liegt der Fokus häufig auf den Defiziten und Risikofaktoren der Untergebrachten. Diese Intervention richtet sich auf die Ressourcen und Stärken und soll dazu beitragen, einen ganzheitlichen Blick auf die untergebrachten Personen zu wahren. Erwiesenermaßen überträgt sich eine einseitig-negative Sichtweise der Mitarbeitenden auf die Untergebrachten.

**Unterstützung bei unerfreulichen Nachrichten:** Diese Intervention richtet sich darauf, wie untergebrachte Personen durch die Mitarbeitenden gut begleitet und unterstützt werden können, und zwar auch bei der Überbringung für sie unerfreulicher Nachrichten. Unerfreuliche Nachrichten lassen sich nicht vermeiden, aber deren Überbringung, die häufig durch Mitarbeitende erfolgt, und die Unterstützung beim Umgang damit können aktiv gestaltet werden zur Eindämmung von Krisenherden.

**Gemeinsame Unterstützungskonferenz:** Diese Intervention nutzt die Ressourcen der Gemeinschaft der Untergebrachten. Gezielt und strukturiert werden diese eingesetzt zur Unterstützung der Mituntergebrachten, begleitet von den Mitarbeitenden. Wenn beispielsweise eine untergebrachte Person noch nicht den entsprechenden Lockerungsstatus innehat, aber gern etwas außerhalb eingekaufen würde, könnte eine mituntergebrachte Person dies erledigen. Als Forum dafür dienen regelmäßig stattfindende gemeinsame Unterstützungskonferenzen. In der Praxis hat es sich bewährt, hierzu die Besprechungskultur in der Behandlungseinheit zu überdenken. Braucht es zum Beispiel wirklich täglich eine Morgenrunde? Oder kann diese Besprechung abgeschafft werden zugunsten einer gemeinsamen Unterstützungskonferenz?

**Methoden zur Beruhigung:** Krisen und Konflikte können eingedämmt werden durch das Bereitstellen ganz einfacher Möglichkeiten, die beruhigen, ablenken, spontan »guttun«. Diese Intervention zielt darauf ab, in der Behandlungseinheit einen Vorrat an Methoden zur Verfügung zu stellen, der gemeinsam mit den untergebrachten Personen zusammengestellt wird, um im Bedarfsfall abgerufen werden zu können. Zu denken ist beispielsweise an eine Schachtel mit Entspannungsmusik, an besondere Teesorten, Mandalas zum Ausmalen, Antistressbälle oder aber auch »Notfallbatterien« für die Fernbedienung des Fernsehers, »Notfalltabak«, Puzzles oder Lego-Sets zum Zusammenbauen. Durch diese Intervention können untergebrachte Personen auch dazu befähigt werden, für sich selbst Methoden zu entdecken, die für sie in Stresssituationen hilfreich sind.

**Sicherheit geben:** Wenn in einer Behandlungseinheit Stress- oder Krisensituationen auftreten, beeinflusst dies oft die gesamte Gemeinschaft, nicht nur die direkt betroffenen Personen. Daher ist es Ziel dieser

Intervention, allen Personen in der Behandlungseinheit Sicherheit zu geben, indem offen und transparent über die Situation kommuniziert wird, Erklärungen und Raum für Gespräche angeboten werden und alle »abgeholt« werden.

**Entlassnachricht:** Untergebrachte Personen, die in einen anderen Bereich wechseln oder (bedingt) entlassen werden, hinterlassen für ihre Mituntergebrachten eine Botschaft, die Hoffnung stiftet. Diese Botschaften werden gut sichtbar in der Behandlungseinheit ausgestellt, sodass sie von den dort Untergebrachten eingesehen werden können und sie ermutigen.

Das Safewards-Modell bietet jeweils einen Rahmen für Interventionen, der individuell setting- und stationsspezifisch ausgestaltet werden kann, am besten unter Einbezug der Patienten und Patientinnen. Dies ist nur eine Auswahl von Möglichkeiten, weitere Interventionen finden sich auch unter www.safewards.net.

Einzelne Aspekte des Modells werden bereits vielerorts umgesetzt, jedoch bietet das Modell als Ganzes die Chance, diese ganzheitlich, umfassend und strukturell im gesamten Team und unter Einbezug der untergebrachten Personen zu etablieren. Nicht in jeder Einrichtung geht die Anwendung schon so weit.

Das Safewards-Modell betont die Relevanz der Einbeziehung der Untergebrachten sowie deren Ressourcen und Schutzfaktoren, die grundlegend sind für eine erfolgreiche Eindämmung von Krisen und Konflikten. Gegenseitige Wertschätzung, offene und transparente Kommunikation sowie gemeinsames Ausarbeiten von Interventionen und das Teilen von Verantwortung sind weitere wichtige Elemente. Das Modell ist ein handlungsbasiertes recoveryorientiertes Modell zur Gestaltung von Sicherheit durch Beziehungs- und Milieugestaltung.

RISIKOSITUATIONEN Der Fachbereich der psychiatrischen Versorgung impliziert die Themenkomplexe Aggression und Gewalt anscheinend wie kein anderer. Viele Delikte der Untergebrachten beziehen sich auf Vergehen und Straftaten gegen die Gesundheit und das Leben anderer. Vielfach wird die Annahme vertreten, dass in der forensischen Psychiatrie die Gefahr gewalttätiger Übergriffe besonders groß und größer als in der allgemeinen Psychiatrie sei. Untersuchungen zeigen, dass dies nicht der Fall ist (Kruse u. a. 2013). Zahlen belegen zudem, dass die meisten gewalttätigen Übergriffe zu Beginn einer Behandlung stattfinden. Mit zunehmender Behandlungsdauer nimmt die Gefahr eines Übergriffs ab. Die Ursachen für gewalttätiges Verhalten im Maßregelvollzug ähneln denen in der allgemeinen Psychiatrie.

Die retrospektive Betrachtung von Übergriffen innerhalb der forensischen Psychiatrie zeigt, dass Auslöser für gewalttätiges Verhalten beispielsweise die Überforderung des Untergebrachten mit den Therapieanforderungen, die Verkennung der Realität im Rahmen einer schizophrenen Psychose oder der Ausdruck nicht vorhandenen Selbstwertgefühls sind. Ebenso kann Gewalttätigkeit ein Ausdruck nicht vorhandener reifer Reaktionsmuster und Bewältigungsstrategien bei Entwicklungsverzögerungen oder bei Menschen mit einer mentalen Beeinträchtigung sein.

Für Mitarbeitende im Maßregelvollzug ist es daher wichtig, über die Grundsätze der einzelnen Krankheitsbilder und somit insbesondere über aggressionsauslösende Faktoren und geeignete Interventionen informiert zu sein. In der Praxis kann dies bedeuten, dass eine umfassende Anamnese bereits Hinweise auf Situationen geben kann, in denen ein Betroffener gewalttätig reagiert, wenn aus der Vergangenheit bekannt ist, dass er auf bestimmte Auslöser schnell aggressiv »antwortet«. Eine gute Informationssammlung und eine tragfähige professionelle Beziehung zu den Betroffenen ist deshalb unentbehrlich, um weitere gewalttätige oder aggressive Vorfälle rechtzeitig verhindern oder abmildern zu können und um für die Zukunft Maßnahmen zur Vermeidung zu ergreifen (wie Skillstrainings zum Stressabbau).

Zudem sind stabile Sozialbeziehungen dem aktuellen Forschungsstand zufolge – bereits von Watson und Kollegen (2006) dargelegt – eine wichtige Voraussetzung zur Vermeidung bzw. Bewältigung von Stresssituationen sowie einerseits zur Prävention und andererseits, falls diese doch auftreten, zur Bewältigung von aggressiven bzw. gewalttätigen Situationen und Impulsen. Zum Themenkomplex »Gewalt und Aggression« in der psychiatrischen Versorgung und speziell im Maßregelvollzug gibt es zahlreiche weiterführende Fachliteratur, auf die an dieser Stelle verwiesen sei: siehe etwa Richter (2007 und 2024), Adjoran u. a. (2017), Nau u. a. (2018), Zinkler u. a. (2016).

## Prävention von Gewalt und Aggression

In der psychiatrischen Versorgung gibt es vielfältige Möglichkeiten zur Vermeidung von Aggression und Gewalt, die auch im Bereich des Maßregelvollzugs Anwendung finden.

RISIKOEINSCHÄTZUNG Die Brøset-Gewalt-Checkliste ist ein Instrument, das in der stationären psychiatrischen Versorgung der kurzfristigen Einschätzung des Risikos von Gewalttätigkeit dient. Im Rahmen der Einschätzung werden sechs Verhaltensweisen der Betroffenen beurteilt, die der aktuellen Studienlage zufolge als Prädiktoren für ein gewalttätiges Verhalten innerhalb der nächsten 24 Stunden gelten, da sie gehäuft vor einem solchen Vorfall auftreten:

**Verwirrtheit:** Der Betroffene erscheint augenscheinlich verwirrt und desorientiert. Er verhält sich unter Umständen zeitlich, örtlich, situativ und gegenüber Personen desorientiert. »Verwirrt« ist in diesem Zusammenhang sehr allgemein zu verstehen, allerdings zählt auch Verwirrtheit aufgrund einer Psychose oder von Drogenkonsum dazu.

**Reizbarkeit:** Der Betroffene ist schnell verärgert oder übel gelaunt.

**Lärmigkeit:** Der Betroffene zeigt sich verhältnismäßig laut und/oder verursacht Lärm, indem er etwa Türen lautstark zuschlägt oder schreit.

**Körperliches Drohen:** Der Betroffene zeigt eine eindeutige bedrohliche Tendenz gegenüber anderen.

**Verbales Drohen:** Der Betroffene ist verbal lautstark, er zeigt mehr als nur die erhobene Stimme. Er demonstriert eine klare Absicht, einen anderen einzuschüchtern, indem er etwa Drohungen ausspricht.

**Angriffe auf Gegenstände:** Der Betroffene handelt gegenüber einem Gegenstand aggressiv, zum Beispiel durch das Treten gegen Mobiliar.

Für die praktische Anwendung empfehlen die Autoren der Brøset-Gewalt-Checkliste eine Einschätzung bei allen Betroffenen unmittelbar im Rahmen der Aufnahmesituation, am Aufnahmetag und an den drei folgenden Tagen jeweils zwischen 10 und 11 Uhr sowie 17 und 18 Uhr. Statistiken belegen, dass in den Zeiträumen vor dem Mittag- und Abendessen Aggressions- und Gewalthandlungen vermehrt auftreten. Nach Ablauf der ersten drei Tage sollen weitere Einschätzungen erfolgen, wenn durch die Mitarbeitenden die Notwendigkeit hierzu festgestellt wird. Die Dauer dieser weiteren Erhebungen wird fallbezogen definiert.

Die sechs definierten Verhaltensweisen werden mit »1« bewertet, wenn sie seit der letzten Einschätzung beobachtet wurden, mit »0«, wenn sie nicht beobachtet wurden. Die jeweiligen Bewertungen werden summiert.

Die Brøset-Gewalt-Checkliste stößt international auf großes Interesse und wird in verschiedenen Ländern eingesetzt. Anzumerken ist, dass Studienergebnissen zufolge mit »falsch positiven« Einschätzungen gerechnet werden muss. Dies ist unvermeidlich bei der Anwendung eines solchen Instruments. Es zeigt sich dadurch aber auch, dass das Gewaltrisiko tendenziell überschätzt wird. Während diese Tendenz im Bezug auf eine größtmögliche Sicherheit unproblematisch ist, beinhaltet sie die Gefahr ungerechtfertigter freiheitseinschränkender Maßnahmen.

HOFFNUNG Die Reduktion von Hoffnungs- und Machtlosigkeit stellt eine Möglichkeit dar, aggressives und gewalttätiges Verhalten zu verringern. Insbesondere bei lang andauernden Unterbringungs- und Behandlungsverläufen besteht die Gefahr, dass Betroffene ein Gefühl der Hoffnungs- und Machtlosigkeit entwickeln. »Ist doch sowieso alles egal, ich kann machen, was ich will, es hat keinen Zweck!«, heißt es dann etwa.

Oder: »Ich habe ja nichts mehr zu verlieren.« Dies kann wiederum eine Gefahr für das Umfeld und somit auch für die Mitarbeitenden darstellen. Daher ist es eine wesentliche Aufgabe der psychiatrisch Tätigen, die Hoffnung und die Möglichkeiten der persönlichen Einflussnahme auf das weitere Leben zu erhalten und zu fördern.

> Hoffnung vermitteln, Seiten 55, 76 f., 124

**SITUATIONSANALYSEN** Die Aufarbeitung und Nachsorge nach einem aggressiven oder gewalttätigen Vorfall dienen bereits der Prävention weiterer derartiger Ereignisse. Die entsprechende Intervention heißt »Situationsanalyse«. Bei dieser werden die auslösenden Faktoren, das Verhalten aller an der Situation Beteiligten sowie mögliche Frühwarnzeichen und angewandte Interventionen analysiert mit dem Ziel, hieraus eine Handlungskonzeption zur Vermeidung künftiger Gewalt- und Aggressionshandlungen zu erarbeiten.

> Früherkennung, Seiten 102 f.

**BEISPIEL**

Ein Patient reagiert beim samstäglichen Einkauf am klinikinternen Kiosk mit aggressiven Handlungen, weil seine bevorzugte Schokoladensorte ausverkauft ist. Er schleudert die angebotene Alternative von sich, schlägt mit der Faust auf den Verkaufstresen, beschimpft den Verkäufer lautstark und verlässt geräuschvoll den Kiosk. Auf dem Weg hinaus tritt er noch nach einem Blumenkübel und reißt laut fluchend den Zeitungsständer um.

In der anschließenden Situationsanalyse stellt sich heraus, dass der Patient das Erlebnis mit seiner Vergangenheit assoziiert. Auf negative Erlebnisse und Abweisung hat er in der Regel mit Wut und Aggression reagiert und sich auf diese Weise durchsetzen können, insbesondere wenn er von seinen Eltern die Erfüllung von Wünschen erwartete.

Dieses erlernte Verhalten führte im Setting des Maßregelvollzugs zum beschriebenen wiederkehrenden Verhalten. Nach der gemeinsamen Situationsanalyse wurde vereinbart, dass sich der Patient künftig vor den Einkäufen am Kiosk im Gespräch mit einer Pflegekraft darauf vorbereitet, wie er reagieren könnte, falls ein gewünschtes Produkt nicht vorrätig ist, denn der Betroffene zeigte sich einsichtig, dass dieses Verhalten nicht den allgemeinen Normvorstellungen entspricht. In der nachfolgenden Zeit konnte tatsächlich ein Rückgang des gewalttätigen Verhaltens beobachtet werden und eine konstruktive Bearbeitung des Problems stattfinden.

Die Thematisierung des subjektiven Erlebens des Betroffenen ist ein wichtiges Element für die eigene Auseinandersetzung, da die Betroffenen häufig selbstständig keine Details über ihr Befinden preisgeben. Oft geschehen Aggressionsdurchbrüche und gewalttätige Handlungen, oberflächlich betrachtet, ohne erkennbaren Grund. Fast immer allerdings kann im Nachhinein festgestellt werden, dass in diesen Fällen das subjektive Erleben der Betroffenen nicht bekannt war bzw. nicht thematisiert wurde. Als weiterer präventiver Effekt kann die Tatsache angesehen werden, dass Gespräche zum Beispiel über das Befinden und über emotionale Belastungen eine entspannende Wirkung haben.

Bezogen auf Mitarbeitende stellt das subjektive Empfinden und Erleben ebenfalls einen präventiven Faktor dar. Es bedarf nicht in jedem Fall der Instrumente und Skalen zur Prädiktion von Gewaltrisiken. Auch die Intuition, implizites Wissen und das »Bauchgefühl« können, neben Fachwissen und Berufserfahrung, wertvolle Hilfestellungen für präventive Interventionen sein.

**MILIEUGESTALTUNG** Die Gestaltung des Stationsmilieus stellt einen wichtigen präventiven Faktor dar bei der Vermeidung von Gewalt und Aggression. Es ist wichtig, hierbei die Untergebrachten mit einzubeziehen und deren Bedürfnisse zu berücksichtigen. Beispielsweise wäre die Gestaltung eines Wohnzimmers auf einer reinen Frauenstation anders vorzunehmen als auf einer reinen Männerstation. Das Ambiente auf einer Station sollte Möglichkeiten zur individuellen Gestaltung bieten. Eine klassische Knast- und Krankenhausatmosphäre sollte, soweit unter den gegebenen Rahmenbedingungen möglich, vermieden werden. Sinnlicher Über- und Unterforderung sollte vorgebeugt werden, beispielsweise durch übersichtliche Gestaltung der Räume, die gleichzeitig auch eine Beschäftigungsmöglichkeit enthalten sollten und somit Langeweile vermeiden helfen. Auch Regelungen und Vorgaben sollten transparent und für alle nachvollziehbar sein.

> Langeweile, Seiten 67 ff.

Grundsätzlich gilt, dass die Auswahl der Präventionsmaßnahmen stark abhängig ist von den infrastrukturellen, personellen und patientenbezogenen Gegebenheiten und der Behandlungsphilosophie. Daher ist es notwendig, dass, wann immer möglich, das Bewusstsein über die vorhandenen Präventionsmaßnahmen geschaffen wird und die Auswahl der Maßnahmen unter Berücksichtigung der vorgenannten Aspekte im interdisziplinären Team getroffen und getragen wird.

> Milieugestaltung, Seiten 35 ff., 52

***Gute Prävention funktioniert nur, wenn sich die Mitarbeitenden in ihrem Handeln sicher fühlen.***

**NACHBESPRECHUNGEN** Eine Nachbesprechung ist nach jedem gewalttätigen und aggressiven Ereignis notwendig. Sie ist in ihrem Ausmaß weniger umfassend als die Situationsanalyse und sollte umgehend nach dem Vorfall stattfinden. Im Rahmen einer Nachbesprechung gilt es beispielsweise, herauszuarbeiten, ob das stattgefundene Ereignis einen konkreten, personenbezogenen Anlass hatte oder ob es aufgrund einer Verkennung geschah.

In der Folge findet die Bearbeitung des Ereignisses und seines zugrunde liegenden Anlasses statt. Akute Sofortmaßnahmen, die möglicherweise notwendig sind, werden im Rahmen der Nachbesprechung eingeleitet. Dies kann die Reflexion der Gefühle sein, die während der Situation bei den Beteiligten aufgetreten sind, aber auch die Verlegung eines Untergebrachten in eine andere Therapieeinheit, wenn es zu einem Konflikt mit Mitpatienten gekommen ist.

**KOMMUNIKATION** Wertschätzende und authentische Kommunikation ist ein wichtiger Ausgangspunkt für die Ausgestaltung einer vertrauensbildenden und Hoffnung machenden, stärkenden Atmosphäre. Die Wortwahl und die Art zu sprechen können, auch ohne Absicht, Missverständnisse und Verletzungen beim Gegenüber hervorrufen. Wertschätzende, gewaltfreie Kommunikation dient dazu, dies zu vermeiden, und hilft, bewusster zuzuhören und dem anderen die volle Aufmerksamkeit zu schenken sowie in eine ehrliche und unmissverständliche Auseinandersetzung zu treten.

Im praktischen Alltag kann die Umsetzung einer wertschätzenden Kommunikation insbesondere vor dem Hintergrund der häufig langen Verweildauern, der Erkrankung und des Wissens um das Delikt des Untergebrachten schwierig sein und bisweilen auch nicht gelingen. Deshalb ist es wichtig, dass dies den Beteiligten bewusst ist und reflektiert wird, beispielsweise im Rahmen von Teamgesprächen oder einem Einzelcoaching.

Gespräche mit Kolleginnen und Kollegen (Intervision) oder eine regelmäßige Selbstreflexion sind hierbei hilfreich. Dies bedeutet auch, dass Mitarbeitende in der Lage sind, ihre Grenzen zu erkennen und sie zu benennen. Zum Beispiel kann es vorkommen, dass der Kontakt mit einem Untergebrachten Aggressivität in einem selbst auslöst (Übertragungsphänomene). Dies kann die Kommunikation und damit auch die Beziehungsgestaltung negativ beeinträchtigen. Grundsätzlich gilt es immer zu bedenken, dass Worte insbesondere in der Psychiatrie eine große Rolle spielen. Diese Macht der Worte kann man als professionell Tätiger, bewusst oder unbewusst, zum Positiven, aber eben auch zum Negativen einsetzen.

> Transparente Kommunikation, Seiten 50, 104 ff.

## Selbstschutz und Selbstfürsorge

Wie für alle Mitarbeiterinnen und Mitarbeiter im Gesundheitswesen, stellt auch für jene im Maßregelvollzug die eigene Gesunderhaltung und somit ein wirksamer Selbstschutz bzw. die Selbstfürsorge eine wichtige Aufgabe da, um langfristig den vielschichtigen Anforderungen gerecht zu werden. Gleichzeitig bedeuten eine gute Selbstfürsorge und ein guter Selbstschutz eine Präventionsmaßnahme vor Gewalt und Aggressionen gegenüber den Untergebrachten.

**KOLLEGIALE BERATUNG** Eine Möglichkeit für den Selbstschutz liegt in der kollegialen Beratung. Diese ist, sofern man in einem Team arbeitet, dauernd und ohne zusätzliche Kosten verfügbar. Sie bedarf jedoch einer guten und vertrauensvollen Teamkultur. Sinn und Zweck der kollegialen Beratung ist es, sich bei aufkommenden, für den Einzelnen als beratungsrelevant empfundenen Problemstellungen an einen oder mehrere Kollegen und Kolleginnen zu wenden, um diesen das persönliche Anliegen schildern zu können. In der gemeinsamen Beratung entwickeln sich anschließend Lösungsansätze.

Es kann jedoch auch passieren, dass Kollegen von sich aus eine andere Kollegin auf ein beobachtetes Problem ansprechen, zum Beispiel wenn es auffällig war, dass die professionelle Distanz im Umgang mit den Untergebrachten schwindet und sich hierdurch mitunter schwierige Situationen entwickeln. Die kollegiale Beratung, aber auch die anderen Arten des Selbstschutzes bzw. der Selbstfürsorge erheben an die Mitarbeitenden den Anspruch einer gut ausgeprägten Eigen- und Fremdreflexionskompetenz.

**SUPERVISION** Neben dieser meistens teaminternen Art der Beratung besteht die Möglichkeit der externen Beratung. Hierbei stellt die Supervision eine der häufigsten Formen da. Die Supervision wird durch einen ausgebildeten Supervisor geleitet, der in der Regel keinen direkten Bezug zur Einrichtung hat. Supervision kann im Einzel- oder Gruppensetting, bezogen auf einen (Patienten-)Fall oder auf Teamthemen stattfinden. Der Supervisor hat dabei die Aufgabe, »von außen« auf die Schilderungen der

Teilnehmenden zu sehen und durch verschiedene Techniken der Beratung – je nach Schwerpunkt des Supervisors – Einfluss auf die Entwicklung neuer Perspektiven und (Lösungs-)Ansätze zu nehmen.

Nicht unerwähnt bleiben darf die sogenannte Psychohygiene, die alle Formen der eigenen Bewältigung schwieriger Situationen meint, häufig in Form kurzer Gespräche im Arbeitsalltag. Solche Reaktionen können für neue Mitarbeiterinnen und Mitarbeiter befremdlich oder gar abschreckend wirken, obwohl die Psychohygiene einen hohen Stellenwert für die eigene Gesunderhaltung darstellt. Sie zeigt sich oftmals in Gesprächen zwischen einzelnen Kollegen oder während der Übergaben und zeichnet sich zuweilen durch eine entsprechend ironische, sarkastische Betrachtungsweise einer zuvor als belastend erlebten Situation aus. Sie verfolgt den Zweck, entlastend zu wirken, darf jedoch niemals zynisch sein und darüber hinaus auch nicht im direkten Patientenkontakt ausgeübt werden. Darüber hinaus ist es wichtig, dass auf das rechte Maß der Äußerung geachtet wird.

NACHSORGE In Abgrenzung von »normalen« Arbeitsbelastungen, die oftmals in den vorangestellten Maßnahmen der kollegialen Beratung oder der Supervision thematisiert und bearbeitet werden können, zeichnen sich schwerwiegende Ereignisse durch zwei Faktoren aus: die objektiv stattgehabte Situation sowie das subjektive Erleben dieser Situation. Objektiv wird man zum Beispiel plötzlich mit schweren Verletzungen oder gar der Bedrohung des eigenen Lebens und/oder des Lebens von Kolleginnen konfrontiert. Auch können eigene gravierende Fehlhandlungen mit möglichen schwerwiegenden Folgen einhergehen, zum Beispiel bei der Gabe einer falschen, für den Empfänger mit einer schweren Nebenwirkung verbundenen Medikation.

Die subjektive Wahrnehmung in solchen Situationen ist sehr unterschiedlich, oftmals geprägt von berufsbiografischen Vorerfahrungen und kann sich beispielsweise in Verzweiflung, Ohnmachtsgefühlen, Angst, Hilflosigkeit, Scham und Ärger äußern. Hierdurch können die Betroffenen zeitweise den Verlust ihres seelischen Gleichgewichts erleben. Eine möglichst zeitnahe und barrierefreie Erstintervention zeigt sich nach einem solchen Ereignis als hilfreich für einen positiven Verlauf der Verarbeitung und bei der Minderung bzw. Verhinderung der Folgen von Traumatisierungen (S2k-Leitlinie DeGPT von 2019; https://register.awmf.org/de/leitlinien/detail/051-027). Dabei orientieren sich die Maßnahmen oftmals an dem Salutogenesekonzept von Aaron Antonovsky und beabsichtigen, die Vereinbarung und das Einordnen des Geschehenen zu unterstützen.

Die Mitarbeitenden, welche die kollegiale Nachsorge durchführen, sind entsprechend in psychosozialer und notfallpsychologischer Unterstützung geschult und dabei idealerweise nicht in Leitungshierarchien verortet, um Rollenkonflikte und -konfusionen zu verhindern. Hierdurch können sie Führungspersonen entsprechend unterstützen und entlasten. Dies ist wichtig, weil Führungspersonen nach einem solchen Ereignis neben ihrer Fürsorgepflicht gegenüber dem betroffenen Mitarbeiter oftmals auch mit der fachlichen Aufarbeitung einer möglichen Fehlleistung oder der (gesetzlich) geforderten Beurteilung der Einsatzfähigkeit von Mitarbeitenden (in Zusammenarbeit etwa mit dem betriebsärztlichen Dienst) beschäftigt sind.

*Nach dem Motto »Nur wer für sich selbst sorgt, kann gut für andere sorgen« ist die Selbstfürsorge für jeden Mitarbeitenden ein wichtiger Bestandteil der professionellen Arbeit im Maßregelvollzug.*

# Der multiprofessionelle Behandlungsprozess

Professionelles prozesshaftes Arbeiten findet anhand eines bestimmten Ablaufplans statt. In vielen Bereichen hat sich der Zyklus von »plan – do – check – act« (deutsch: Planen – Umsetzen – Überprüfen – Handeln) etabliert (Deming 1982), der seine Ursprünge im Qualitätsmanagement hat. Diese Prozesshaftigkeit gilt auch für die multidisziplinäre Arbeit im Maßregelvollzug. Alle an der Behandlung beteiligten Berufsgruppen bringen ihr jeweiliges Fachwissen und ihre Kompetenzen in diesen Behandlungsprozess ein. Und der gesamte Prozess wird auch von allen beteiligten Berufsgruppen gemeinsam besprochen, geplant und abgestimmt. Gemeinsam mit den Untergebrachten werden dabei jene Probleme definiert, an denen sie arbeiten möchten oder sollten, um Ressourcen herauszuarbeiten, Ziele festzulegen und individuelle Maßnahmen zu planen. In regelmäßigen Abständen wird dieser Prozess dann evaluiert, also auf seine Wirksamkeit hin überprüft.

Den größten Anteil an der tagtäglichen Arbeit im Maßregelvollzug übernehmen die Pflegenden. Sie sind damit zentral für den Entwicklungsprozess der Untergebrachten.

## Der Pflegeprozess

Der Pflegeprozess beschreibt einen systematischen, logischen und zielgerichteten Analyse-, Entscheidungs- und Handlungsablauf, der aus mehreren Schritten besteht. Die einzelnen Schritte dieses Prozesses sind voneinander abhängig und beeinflussen sich wechselseitig.

ABBILDUNG 6

*Pflegeprozess*

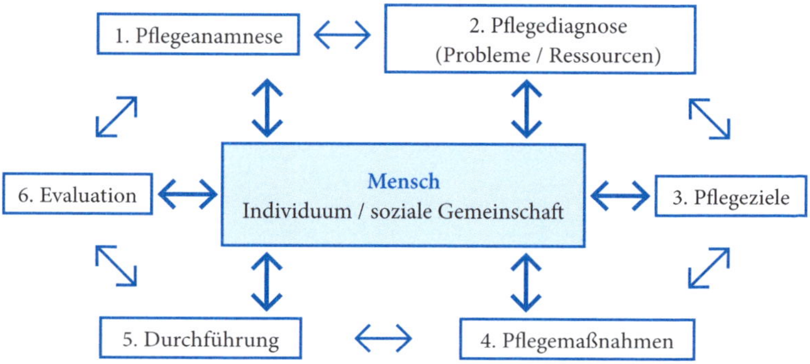


**ANAMNESE** Im ersten Schritt, der Pflegeanamnese, werden alle (pflege-) relevanten Informationen aus der Vorgeschichte des Untergebrachten gesammelt. Diese reichen in alle Lebensbereiche hinein, von den familiären Hintergründen und der eigenen Rolle in der Familie über die Schul- und Berufsausbildung bis hin zu Freizeitbeschäftigungen, Ernährungs- und Schlafgewohnheiten sowie Eigenwahrnehmung, Normen- und Wertvorstellungen. Auch die Krankheitsgeschichte und die Delinquenz sowie die Auswirkungen dieser auf den Alltag werden erfasst. Aber nicht nur Defizite und Probleme werden dabei erhoben, auch Stärken und Ressourcen gilt es zu eruieren als wichtige Anknüpfungspunkte für die weitere Prozessplanung. Die Informationen können vom Betroffenen selbst, aber auch zusätzlich von Dritten wie Angehörigen oder Mitarbeitenden erhoben werden. Die verschiedenen Sichtweisen vom Betroffenen und von Dritten können hierbei interessant und aufschlussreich sein. Wie schätzt der Untergebrachte beispielsweise seine eigene Rolle im Freundeskreis ein und wie wird diese von Angehörigen gesehen? Wie nimmt der Betroffene sich selbst wahr und wie wirkt er auf die Mitarbeitenden?

Die Anamnese bildet die Grundlage für die weitere Planung der Pflege. Sie besteht in der Regel aus einem allgemeinen Teil und zusätzlichen speziellen Erfassungsinstrumenten für besondere pflegerische Aspekte wie Wunden (insbesondere psychische), Suchtmittelkonsum oder Suizidalität.

Die Instrumente zur Erfassung der Anamnese können standardisiert sein, es gibt für viele Bereiche der Gesundheits- und Krankenpflege evidenzbasierte Skalen und Erfassungsinstrumente. Vielfach werden in den einzelnen Maßregelvollzugskliniken interne Anamneseinstrumente genutzt. Vor dem Hintergrund der Professionalisierung und der zunehmenden Forschung auf dem Gebiet der forensisch-psychiatrischen Gesundheits- und Krankenpflege ist derzeit eine starke Tendenz zum Einsatz wissenschaftlich belegter Instrumente zu erkennen.

PFLEGEDIAGNOSTIK Im zweiten Schritt des Pflegeprozesses werden auf der Grundlage der Informationen, die im Rahmen der Anamnese erfasst wurden, die pflegerelevanten Bereiche des Untergebrachten herausgearbeitet, in denen eine Besserung, Veränderung oder Zustandserhaltung gewünscht ist.

»Pflegerelevanz« bedeutet, dass es Probleme sein müssen, die der Betroffene mittels pflegerischer Interventionen bearbeiten kann, also beispielsweise Auswirkungen der Erkrankung, des Delikts oder der Unterbringung auf sein alltägliches Leben. Wie kann der Betroffene im Alltag seinen Suchtdruck bewältigen, wie mit dem Stimmenhören umgehen und welche Unterstützung können Pflegende hierbei anbieten? Aber auch ganz basale Fragen wie die Erinnerung an Termine oder das (Wieder-)Erlernen haushaltspraktischer Fähigkeiten können eine Grundlage für pflegerische Interventionen sein. Die Pflegenden können dem Betroffenen etwa unterstützende Maßnahmen anbieten, um Probleme wie den Umgang mit inneren Stimmen oder dem Verlangen nach Suchtmitteln zu bewältigen. Der Umgang mit Krankheitsauswirkungen auf den Alltag und das Erlernen lebenspraktischer Kompetenzen können wesentlich sein für die Gefährlichkeitsreduktion, die maßgeblich für Lockerungen und die spätere Entlassung ist.

Auch Nachreifungsprozesse im Bereich der sozialen oder alltagsweltlichen Kompetenzen können pflegerelevant sein. Viele Untergebrachte gerade im Maßregelvollzug haben Defizite in haushalts- und insgesamt alltagspraktischen Fähigkeiten wie die Pflege des persönlichen Wohnumfelds (Wäsche waschen, Zimmer aufräumen, Lebensmittel bevorraten), die Versorgung mit Artikeln des täglichen Bedarfs (Körperpflegeprodukte, Kleidung) oder im Umgang mit Geld (zur Schuldenvermeidung). Diese Kompetenzen können wesentlich sein im Hinblick auf die Reduktion der Gefährdung und die Wiedereingliederung des Betroffenen in die Gesellschaft.

Im Rahmen des Pflegeprozesses gilt es, gemeinsam mit den Betroffenen herauszuarbeiten, an welchen Problemen sie arbeiten möchten und welche Aspekte aus pflegefachlicher Sicht in den Fokus gerückt werden sollten. Gegebenenfalls ist es notwendig, fürsorglich im Sinne der Betroffenen die Probleme zu benennen, wenn sie diese etwa krankheitsbedingt oder aufgrund eines Wissensdefizits selbst nicht als solche erkennen, diese aber aus fachlicher Sicht im Rahmen der Gefährlichkeitsreduktion bearbeitet werden sollten.

In vielen Maßregelvollzugseinrichtungen arbeiten die Pflegenden mit den Pflegediagnosen der North American Nursing Diagnosis Association International, Inc. (NANDA-I). Diese Fachgesellschaft hat eine internationale, wissenschaftlich begründete Klassifikation von Pflegeproblemen (= Pflegediagnosen) geschaffen, die regelmäßig überarbeitet und ergänzt wird mit dem Ziel der weltweiten Verbreitung. Im Jahr 2023 existierten 267 Pflegediagnosen, die unter anderem aktuelle und potenzielle Pflegeprobleme abbilden (NANDA-I 2022). Häufig vorkommende Pflegediagnosen im Maßregelvollzug sind zum Beispiel ineffektive Impulskontrolle, gestörter Denkprozess, ineffektives Coping, akutes Substanzentzug-Syndrom, Risiko einer gegen andere Personen gerichteten Gewalttätigkeit, Risiko einer gegen sich selbst gerichteten Gewalttätigkeit.

Die Pflegeprobleme und -diagnosen, die im Rahmen des Prozesses definiert werden, stehen sinnvollerweise im Zusammenhang mit der multiprofessionellen Behandlungsplanung.

**ZIELFORMULIERUNG** Die im zweiten Schritt des Pflegeprozesses definierten Diagnosen bilden Ausgangspunkte für den dritten Schritt, die Zielformulierung. Hierbei ist es wichtig, dass die Ziele *realistisch* definiert werden. Außerdem müssen die Betroffenen ein Interesse (intrinsisch oder extrinsisch motiviert) daran haben, ein Ziel zu erreichen. Wichtig ist zudem, dass ein Zeitpunkt definiert wird, bis wann das Ziel erreicht werden soll. Hierbei kann unterschieden werden in Nah- und Fernziele. So kann ein Nahziel beispielsweise sein, dass der Untergebrachte sich an die Pflegenden wendet, wenn er den Drang verspürt, Suchtmittel zu konsumieren, und ein dazugehöriges Fernziel, dass der Betroffene in der Lage ist, alternative Maßnahmen anzuwenden, um sich selbst vom Suchtdruck abzulenken.

Ein gutes Ziel lässt sich mit der Abkürzung SMART kennzeichnen: **s**pezifisch (eindeutig, für jeden klar nachvollziehbar, auf konkretes Verhalten abzielend), **m**essbar (objektivierbar), **a**kzeptiert (alle Beteiligten müssen das Ziel akzeptieren, einverstanden sein), **r**ealistisch und **t**erminiert.

Ziele können der Zustandserhaltung dienen, wenn ein Untergebrachter weiterhin nachweislich drogenfrei bleiben möchte während der Zeit seiner Langzeitbeurlaubung. Ziele können ebenso Fortschritte und Weiterentwicklungen beschreiben, wenn ein Patient seine Tagesstruktur verbessern und selbstständig jeden Morgen pünktlich aufstehen, seinen persönlichen Bereich aufräumen, das Bett machen, die Körperpflege durchführen, in angemessener Kleidung am gemeinsamen Frühstück teilnehmen und pünktlich die Arbeitstherapie aufsuchen möchte. Dies klingt für Außenstehende banal, aber für viele Untergebrachte im Maßregelvollzug sind dies bereits große Erfolge, da sie es in ihrer Sozialisation oftmals nicht gelernt haben. Die Ressourcen des Betroffenen sind zu berücksichtigen, denn sie sind eine wichtige Grundlage bei der Zielerreichung.

Die Pflegeergebnisklassifikation NOC (Nursing-Sensitive Outcomes Classification) stellt das analoge Klassifikationssystem zu den NANDA-Pflegediagnosen im Bereich der Pflegeziele dar. Es erleichtert den Pflegenden, messbare und bewertbare Pflegeziele zu formulieren, die anhand definierter Messinstrumente überprüft werden können. Sie bietet außerdem eine standardisierte Fachsprache (siehe Moorhead u. a. 2013).

INTERVENTIONEN Im nächsten Schritt des Pflegeprozesses werden die entsprechenden therapeutischen Maßnahmen definiert, sie bilden ab, was die Pflegenden den Betroffenen anbieten auf dem Weg der Zielerreichung. Pflegemaßnahmen können Motivation, Unterstützung und Anleitung anbieten sowie teilweise oder vollständig kompensatorischer Art sein, wenn ein Betroffener nicht in der Lage ist, Verrichtungen wie eine Wundversorgung selbstständig durchzuführen.

Gesprächs- und Reflexionsangebote gehören in der forensisch-psychiatrischen Pflege zu den häufigen Maßnahmen. Diese können den Betroffenen ihr Handeln und Wirken reflektieren helfen, Handlungsalternativen herausarbeiten und so zu Veränderungen beitragen. Ebenso zentral sind Maßnahmen der Beobachtung der Untergebrachten auf mögliche Krankheitssymptome und/oder deliktnahes Verhalten. Wird dieses Verhalten beobachtet, resultieren hieraus wiederum weitere Pflegemaßnahmen.

Pflegemaßnahmen bilden konkret ab, was Pflegende wann, wie, wo und unter welchen Umständen dem Patienten anbieten bzw. welche Tätigkeiten sie ausführen sollen, um ihn bei der Erreichung der zuvor definierten Ziele zu unterstützen. Die Pflegeinterventionsklassifikation NIC (Nursing Interventions Classification) bildet Pflegemaßnahmen standardisiert, kodiert und klassifiziert ab, ebenfalls analog zu den NANDA-I-Pflegediagnosen. Die Arbeit mit diesen Klassifikationssystemen stellt einen wichtigen Beitrag zur Professionalität pflegerischer Arbeit dar (siehe Bulechek u. a. 2024).

Bei der Durchführung der Pflegemaßnahmen, die diesen Schritt des Pflegeprozesses darstellt, wird, wie im gesamten Pflegeprozess, deutlich, dass Pflegende eine wichtige Vorbildfunktion für die Untergebrachten einnehmen. Dies wird dadurch verstärkt, dass sie jene Berufsgruppe sind, die die Betroffenen im Alltag begleiten und rund um die Uhr über eine lange Zeit, oft über Jahre, Kontakt zu ihnen haben in einer Umgebung, die gekennzeichnet ist durch Merkmale der totalen Institution.

EVALUATION Der nächste und letzte Schritt des Pflegeprozesses ist die Evaluation. Sie sollte in regelmäßigen, geplanten Abständen gemeinsam mit den Betroffenen stattfinden und dient der Überprüfung der Zielerreichung und der Wirksamkeitsanalyse der Maßnahmen:

- Besteht das Problem weiterhin?
- Konnten die Ziele mit den geplanten Maßnahmen erreicht werden? Wenn nicht, aus welchen Gründen?
- Müssen andere Maßnahmen geplant werden? Oder müssen gegebenenfalls die Ziele angepasst werden?
- Wie hat der Patient auf die Maßnahmen reagiert, haben sie ihm die nötigen Hilfen angeboten?
- Welche Ziele und Maßnahmen stehen im nächsten Planungszyklus im Fokus, werden neue definiert oder wird mit den bestehenden weitergearbeitet?
- Wenn das Problem behoben werden konnte – an welchem Problem gilt es künftig zu arbeiten?

Diese Fragen sind im Rahmen einer Pflegeprozessevaluation *begründet* zu beantworten und gemeinsam mit dem Patienten zu bearbeiten.

BEZUGSPFLEGESYSTEM Üblicherweise ist die professionelle Arbeit im Maßregelvollzug anhand einer festen Zuordnung der Untergebrachten zu Therapeuten und Pflegenden organisiert, es bestehen festgelegte Verantwortlichkeiten bei Therapeutinnen und Pflegenden.

Das Konzept des Bezugspflegesystems ist ein patientenorientiertes Pflegeorganisationssystem. Jedem Untergebrachten wird eine Bezugspflegekraft zur Seite gestellt. Diese ist während des gesamten Aufenthaltes auf der Station oder der Therapieeinheit im Rahmen einer unterstützenden Beziehung für eine zielgerichtete, der individuellen Situation angepasste, interdisziplinär abgesprochene Pflege des Betroffenen auf der Grundlage des vorangegangen beschriebenen Pflegeprozesses verantwortlich. Die Bezugspflegekraft stellt eine Informations- und Kommunikations-»drehscheibe« dar. Vertretungsregelungen sind klar abzusprechen, um Kontinuität zu gewährleisten. Diese Form der Pflegeorganisation kann eine Grundlage für die Schaffung einer tragfähigen professionellen Beziehung darstellen, da eine kontinuierliche Beziehung über teilweise lang andauernde Zeiträume besteht.

***Die professionelle Arbeit im Maßregelvollzug gestaltet sich fallbezogen, individuell, geplant und prozesshaft. Sie basiert auf einer breit angelegten Informationssammlung, wird in der Definition individueller Ziele und Maßnahmen fortgeführt und unterliegt einer regelmäßigen Evaluation. Dies alles unter Einbezug des Betroffenen.***

## Therapie- und Eingliederungsplanung

Nicht nur die einzelnen Berufsgruppen arbeiten professionell prozesshaft, das gesamte multidisziplinäre Behandlungsteam im Maßregelvollzug arbeitet gemeinsam an einem übergeordneten Prozess, in den sich jede beteiligte Berufsgruppe mit ihrem Schwerpunkt und dem spezifischen Auftrag einbringt.

Die Inhalte werden in regelmäßigen Abständen in die multiprofessionellen Therapie- und Eingliederungspläne eingearbeitet. In der Regel wird unmittelbar nach der Aufnahme des Betroffenen seitens des Behandlerteams ein (vorläufiger) Therapieplan erstellt und in regelmäßigen Abständen evaluiert und angepasst.

Die deutsche Gesetzgebung zum Maßregelvollzug, die eine Aufgabe der einzelnen Bundesländer ist, sieht unterschiedliche Regelungen zur Behandlungsplanung vor. Die Landesgesetze in Nordrhein-Westfalen, Niedersachsen, Hessen oder Rheinland-Pfalz schreiben beispielsweise vor, dass detaillierte multiprofessionelle Therapiepläne zwingend erstellt werden müssen und regelmäßig in sechsmonatigen Abständen zu aktualisieren sind. Dies geschieht üblicherweise in sogenannten Behandlungsplankonferenzen, in denen die an der Behandlung Beteiligten gemeinsam ihre Inhalte einbringen und erörtern. In den genannten Bundesländern beinhaltet ein Therapie- und Behandlungsplan in der Regel Problemstellungen, Zielsetzungen und die Maßnahmenplanung für einen bestimmten Zeitraum, beispielsweise für das gesetzlich vorgeschriebene halbe Jahr.

Ein Therapie- und Eingliederungsplan bedarf rechtlich grundsätzlich nicht der Zustimmung durch den Untergebrachten. Die gemeinsame Erörterung mit ihm ist jedoch ein wichtiges *therapeutisches* Instrument. Hierdurch können den Betroffenen die Inhalte und Zielsetzungen der Therapie transparent dargestellt werden und sie haben die Möglichkeit, sich einzubringen, Anmerkungen und Rückfragen zu äußern.

> Selbstwirksamkeit, Seite 71

Die Art und Weise der Erörterung wird in der Praxis unterschiedlich gehandhabt. Die Miteinbeziehung der untergebrachten Person sollte obligat sein. So kann der Betroffene beispielsweise in die Vorbereitungen bzw. Vorbesprechungen einbezogen oder am Ende der Planungskonferenz hinzugeholt werden, um ihn um ein persönliches Statement zu bitten. Ein recoveryorientiertes Instrument der Therapieplanung ist das »Reflecting Team«. Hierbei ist der Betroffene von Beginn an als Zuhörer anwesend. Für das Behandlungsteam bedeutet dies, dass eine gute Vorbereitung notwendig ist und eine reflektierte, begründete Planungskonferenz stattfinden muss – dies sollte zwar grundsätzlich immer der Fall sein, erlangt aber in Anwesenheit des Betroffenen einen höheren Stellenwert.

Am Ende der Konferenz erhält auch hier der Betroffene die Möglichkeit, Stellung zu beziehen zu den Inhalten der Planung, und kann dem Behandlungsteam eine Rückmeldung geben.

## Ressourcenorientierung versus Risikoabwägung

Die Einschätzung des künftigen Gewaltrisikos, und zwar sowohl gegen Personen als auch gegen Sachen, stellt eine zentrale Aufgabe der psychiatrischen Tätigkeit im Maßregelvollzug dar. Hintergrund und Ziel dieser Einschätzungen ist das Einleiten von Maßnahmen, die zum Ursachenverständnis und zur Risikoreduktion beitragen können.

In Fachkreisen wird die Beurteilung des künftigen Gewaltrisikos vielfach kritisch betrachtet. So wird zum Beispiel die Frage kontrovers diskutiert, ob es angemessen ist, ein Gewaltrisiko quantitativ zu erfassen, wie es viele diverse Prognoseinstrumente vorsehen. Die Skepsis besteht unter anderem deshalb, weil dies eine pessimistische Herangehensweise fördert und intra- wie interpersonelle Variablen, etwa die Veränderungsbereitschaft der Betroffenen, ihre veränderten Wertvorstellungen oder ein neues soziales Umfeld, nicht erfasst werden können. Außerdem ist die Validität vieler als Risiko erachteter Faktoren bislang nicht ausreichend gesichert, um sie in eine evidenzbasierte Einschätzung einbeziehen zu können.

Dennoch stellen Prognoseinstrumente ein wichtiges Hilfsmittel bei der strukturierten Einschätzung künftiger Gewaltrisiken dar. Sie dürfen jedoch keine ausschließliche Grundlage für die Vorhersagen sein. Komplementär gilt es, Faktoren mit einzubeziehen, die aus fachlicher Sicht eine Rolle spielen unabhängig von den erfassten Items des Prognoseinstruments und der daraus hervorgehenden Beurteilung. Dies können zum Beispiel Beobachtungen aus dem Behandlungsalltag sein, Äußerungen des Betroffenen bezüglich seiner Wertvorstellungen und Zukunftspläne oder auch Veränderungen im sozialen Empfangsraum, dem Ort und dem Umfeld, in das der Betroffene nach der Unterbringung entlassen wird.

Gegenwärtig gibt es zahlreiche strukturierte Erfassungs- und Prognoseinstrumente zur Einschätzung dieses Risikos. Diese sind teilweise allgemein für jede Zielgruppe anwendbar, einige sind für spezielle medizinische Diagnose- oder Deliktgruppen entwickelt worden. Auch für Jugendliche und Heranwachsende gibt es hierzu spezifische Instrumente.

Im Folgenden werden einige vorgestellt, die diagnose- und deliktunabhängig bei Erwachsenen angewendet werden können.

HCR-20 Der HCR-20 (Historical, Clinical, Risk) ist ein Instrument zur Bestimmung des Risikos für gewalttätiges Verhalten bei Menschen mit einer psychischen Erkrankung. Er umfasst zwanzig Items aus drei Bereichen. Zehn Punkte erfassen Merkmale aus der Vergangenheit (Historical) des Betroffenen, die in empirisch gesicherter Beziehung zu gewalttätigem Verhalten stehen. Fünf weitere Aspekte greifen klinische (Clinical) Merkmale der Gegenwart auf. Die fünf übrigen Items beschreiben zukünftig mögliche Risikobereiche (Risk). Anhand der klinischen und zukünftig möglichen Risikobereiche lässt sich der Behandlungsfortschritt messen.

Die Verlässlichkeit des Instruments wurde unter anderem im Rahmen einer Studie belegt: Bei einer Stichprobe von 220 Personen ließ sich eine gute Vorhersage gewalttätigen Verhaltens innerhalb der forensisch-psychiatrischen Einrichtung erreichen. Leichte Aggressivität konnte etwas besser prognostiziert werden als schwere. Diese Tatsache kann mit einem erfolgreichen Risikomanagement der Institution erklärt werden (Müller-Isberner u. a. 1999).

In der klinischen Praxis hat der Einsatz des HCR-20 zu mehr Struktur und Transparenz sowie zu einer nachvollziehbareren und klareren Ausrichtung der Behandlung auf bestehende Restrisiken geführt. Im Einzelnen umfasst der HCR-20 folgende Items, zunächst die zehn Merkmale aus der Vergangenheit (H = historisch), die nachweislich in Zusammenhang zu gewalttätigem Verhalten stehen:

- H 1 Gewalt/Gewalttätigkeit
- H 2 Andere antisoziale Verhaltensweisen
- H 3 Beziehungen
- H 4 Arbeit/Beschäftigung
- H 5 Substanzgebrauch
- H 6 Schwerwiegende psychische Störung
- H 7 Persönlichkeitsstörung

- H 8 Traumatische Erfahrungen
- H 9 Gewaltfördernde Einstellungen
- H 10 Ansprechen auf Behandlungs- oder Kontrollmaßnahmen

Die Merkmale der Gegenwart (C = klinisch) werden anhand von fünf Items berücksichtigt:

- C 1 Einsicht
- C 2 Gewalttätige Fantasien oder Absichten
- C 3 Symptome einer schwerwiegenden psychischen Störung
- C 4 Instabilität
- C 5 Ansprechen auf Behandlungs- oder Kontrollmaßnahmen

Merkmale aus dem Bereich des potenziellen zukünftigen Risikos werden in den übrigen fünf Items erfasst (R = Risiko):

- R 1 Professionelle Betreuung
- R 2 Lebenssituation
- R 3 Soziale Unterstützung
- R 4 Ansprechen auf Behandlungs- oder Kontrollmaßnahmen
- R 5 Stress oder Stressbewältigung

Zu jeder der drei Kategorien gibt es die Möglichkeit, weitere für relevant gehaltene Merkmale hinzuzufügen.

Der HCR-20 kann grundsätzlich immer angewendet werden, wenn eine Risikoeinschätzung für gewalttätiges Verhalten aus klinischen oder juristischen Gründen erforderlich ist. Dies kann zum Beispiel im Kontext mit Lockerungsmaßnahmen, der Behandlungsplanung oder von Prognosegutachten zur Fortdauer der Unterbringung sein. Das Instrument kann sowohl im stationären als auch im ambulanten Setting bei Männern und Frauen angewendet werden. Es obliegt den Beurteilenden, über den Einsatz dieses Instruments zu entscheiden.

## Bedeutung protektiver Faktoren

In der psychiatrischen Versorgung findet ein zunehmender Paradigmenwechsel von defizitärer Betrachtung des Patienten hin zu einer ganzheitlichen Sichtweise statt. Die Beziehungsgestaltung sollte sich entsprechend »auf Augenhöhe« abspielen.

Bei der Einschätzung des Risikos für gewalttätiges Verhalten sollten verstärkt die Ressourcen und Schutzfaktoren der Betroffenen berücksichtigt werden. Hierdurch können positive Ansätze bei der Risikobewältigung statt nur die negativ behafteten Risikofaktoren in den Fokus gerückt werden. Die Berücksichtigung von und das Arbeiten mit den Ressourcen kann den Betroffenen helfen, eine hoffnungsvolle Perspektive zu entwickeln, die zur positiven Bewältigung ihres Gewalt- und Aggressionspotenzials beiträgt. Eine wichtige Aufgabe der psychiatrisch Tätigen ist es, die Betroffenen bei der Entwicklung einer derartigen Perspektive zu unterstützen und zu fördern.

Zudem belegen Studien, dass die ausschließliche Betrachtung des Gewaltrisikos ohne Berücksichtigung protektiver Faktoren einige entscheidende Nachteile birgt, beispielsweise:

- vorurteilsbehaftete Betrachtung der Person als ganze,
- eine stigmatisierende Betrachtung, wodurch das Täterbild professionell sogar aufrechterhalten wird.

Vor allem bei Personen, die eine ungünstige Legalprognose aufweisen, wird diese negativistische und pessimistische Haltung durch die Vernachlässigung der Schutzfaktoren sogar noch forciert.

Die Relevanz der Berücksichtigung protektiver Faktoren bei der Risikoeinschätzung gewalttätigen Verhaltens wird von vielen Forschungsergebnissen unterstrichen. Ein wesentlicher Aspekt ist, dass Risikoeinschätzungen ohne Bezug auf protektive Faktoren von sich aus falsch bzw. ungenau sind: »Risk-only evaluations are inherently inaccurate« (Rogers 2000). Laut einer weiteren Studie können Schutzfaktoren ein Grund für ausbleibendes gewalttätiges Verhalten sein bei jenen Patienten und Patientinnen, die ansonsten ein hohes Risiko für dieses Verhalten aufweisen (DeMatteo 2005). Zudem wurde dort belegt, dass eine Reduzierung des Gewaltrisikos auch auf einer Stärkung der protektiven Faktoren basieren kann und nicht zwingend einhergehen muss mit einer Abschwächung der Risikofaktoren.

Um einer einseitig negativen Sichtweise vorzubeugen, die letztendlich sowohl die Behandlung als auch die Beziehungsgestaltung zwischen Betroffenen und Behandelnden beeinflusst, und unter Berücksichtigung der aktuellen Forschungsergebnisse ist es unbedingt notwendig, protektive Faktoren bei der Risikoeinschätzung zu berücksichtigen und zu fördern.

SAPROF Ein Instrument, das der Erfassung von Schutzfaktoren bei Menschen mit einem Risiko für gewalttätiges Verhalten dient, ist das SAPROF (Structured Assessment of Protective Factors for Violence Risk; deutsch: Leitlinien für die Erfassung protektiver Faktoren bei einem Risiko für gewalttätiges Verhalten). Es wurde in den Niederlanden in einer forensischen Einrichtung vor dem Hintergrund entwickelt, dass die dort Tätigen Bedarf an einer Handreichung zur Erhebung von Ressourcen und Schutzfaktoren bei ihren Patienten sahen. Das SAPROF soll zu einem ausgewogeneren Gesamtbild bei der Risikoeinschätzung für zukünftiges gewalttätiges Verhalten beitragen und ist eine Checkliste zur standardisierten und strukturierten Erfassung protektiver Faktoren. Dem Begriff »protektiver Faktor« liegt die folgende Definition zugrunde: »Ein protektiver Faktor ist ein Merkmal einer Person, seiner Umwelt oder Situation, welches das Risiko von zukünftigem gewalttätigem Verhalten mindert« (Vogel u. a. 2009).

Das SAPROF umfasst 17 Items. Die Auswahl der Items wurde zum einen auf der Grundlage wissenschaftlicher Erkenntnisse ausgewählt, zum anderen aufgrund der klinischen Erfahrung forensischer Expertinnen und Experten. Es besteht die Möglichkeit, weitere Items mit in die Beurteilung aufzunehmen, wenn der Beurteilende diese Faktoren in seinem Fall als schützend bewertet. Einige Experten sind beispielsweise der Meinung, dass ein hohes Selbstwertgefühl als Schutzfaktor anzusehen ist, wohingegen wissenschaftliche Erkenntnisse andeuten, dass dies eher einen Risikofaktor darstellt (siehe etwa Hughes u. a. 1997).

Die Autoren und Autorinnen des SAPROF (Vogel u. a. 2009) haben die Items bewusst so formuliert, dass sie relativ leicht verständlich sind. Sie sind in drei Kategorien untergeteilt:

Das sind zum einen die *internalen Items,* die sich auf jene individuellen Eigenschaften der Betroffenen beziehen, die eine schützende Wirkung vor zukünftigem gewalttätigem Verhalten beinhalten. Diese Items beziehen sich auch auf biografische und auf dynamische Charakteristiken des Betroffenen, zum Beispiel auf die Frage, ob es in der Kindheit eine Person gegeben hat, zu der eine sichere Bindung bestand, oder ob derjenige Empathie für seine Mitmenschen aufbringen kann oder eher nicht.

Die zweite Kategorie bilden *motivationale Items,* die sich auf den protektiven Faktor der Motivation beziehen, ein »nützliches Mitglied der Gesellschaft« sein zu wollen. Dieses Motiv ist bei vielen Untergebrachten nicht stark ausgeprägt. Zu dieser Kategorie gehört beispielsweise die Frage, ob der Betroffene einer Arbeit nachgeht, die für ihn protektiv ist. Bei einem spielsüchtigen Mann etwa wäre eine Arbeit in einer Gaststätte, in der Spielautomaten stehen, nicht sonderlich sinnvoll, auch wenn es zunächst positiv erscheinen mag, dass er überhaupt eine Arbeitsstelle gefunden hat und über ein Einkommen verfügt. Weitere Beispiele aus dieser Kategorie sind die Motivation, aktiv an der Behandlung teilzunehmen, oder Freizeitaktivitäten, die dem Betroffenen viel bedeuten.

Die letzte Kategorie bilden *externale Items,* die sich auf den Schutz von außen beziehen. Sie beinhalten sowohl freiwillig angenommene Schutzfaktoren als auch auferlegte. Hierunter fallen Fragen danach, ob der Betroffene professionelle Hilfe erhält, ob sein soziales Netzwerk als Schutzfaktor anzusehen ist oder ob die Wohnsituation gesichert ist.

Die einzelnen Items des SAPROF sind mit evidenzbasierter Begründung in das Instrument aufgenommen worden, es gibt also für jeden Punkt wissenschaftliche Belege, sodass sie für sich genommen mit einer gewissen Wahrscheinlichkeit protektiv wirken im Hinblick auf den Rückfall in gewalttätiges Verhalten. Inwieweit ein Instrument, das mehrere dieser Faktoren abgestimmt auf die Umstände des Maßregelvollzugs beinhaltet, zuverlässig ist, muss noch erforscht werden, erste Erkenntnisse sind bisher vielversprechend.

In der Praxis sollte das SAPROF im Konsensverfahren im Team erfasst und besprochen werden. Das bedeutet, dass jeweils die Bezugspflegekraft, der Bezugstherapeut und eine Fachperson, die nicht an der Behandlung beteiligt ist, den Bogen zunächst jeder für sich ausfüllt und er anschließend gemeinsam ausgewertet wird. Die Bezugspflegekraft sollte den SAPROF gemeinsam mit dem Betroffenen ausfüllen und der Konsensbogen sollte später mit ihm besprochen werden – im Sinne der Recoveryorientierung wäre sogar die Einbeziehung des Betroffenen in die Konsenssuche wünschenswert.

Die Gesamtbeurteilung der Erhebung sollte nicht im Rahmen einer »abschließenden« Beurteilung im Sinne einer Verrechnung der Punkte erfolgen. Vielmehr wird eine Interpretation der Erfassung empfohlen, die die *Gesamt*beurteilung abbildet. Auch in der Dokumentation sollte kein bloßer Punktewert festgehalten werden, sondern eine eindeutige Umschreibung der relevanten Items und der Gesamtbeurteilung.

Die anhand des SAPROF definierten Schlüssel und Ziele können in die Therapie- und Eingliederungsplanungen aufgenommen werden und bieten auch eine gute Grundlage für die Pflegeplanung. Eine Wiederholung der Einschätzung in regelmäßigen Abständen wird von den Autorinnen und Autoren empfohlen. In der Praxis hat sich die Erfassung des SAPROF im Zusammenhang mit regelmäßig stattfindenden Therapie- und Eingliederungsplanungen bewährt.

*Die Einschätzung des Risikos gewalttätigen Verhaltens und die Prognose bezüglich weiterer Delikte sind zentrale Punkte der Arbeit im Maßregelvollzug. Hierzu stehen als Hilfsmittel zahlreiche standardisierte und wissenschaftlich belegte Instrumente und Skalen zur Verfügung. Aus den Ergebnissen dieser Einschätzung lassen sich individuelle Ziele und Maßnahmen zur weiteren Gefährlichkeitsreduktion ableiten.*

# Gruppenarbeit

Aus wissenschaftlicher Sicht definieren sich Gruppen dadurch, dass sie eine gemeinsame Aufgabe und/oder ein gemeinsames Ziel haben, dass es die Möglichkeit der direkten Kommunikation der Mitglieder untereinander gibt und dass die Gruppe eine gewisse »Lebensdauer« (drei Stunden bis zu mehreren Jahren) hat. Als Kleingruppe wird eine Größe von drei bis etwa zwanzig Mitgliedern definiert, ab zwanzig Personen handelt es sich um eine Großgruppe. In Gruppen entwickelt sich mit der Zeit ein Zugehörigkeitsgefühl, ein Zusammenhalt. So entsteht ein System gemeinsamer Normen und Werte als Grundlage der Kommunikation und Interaktion. Außerdem entsteht ein Geflecht aufeinander bezogener sozialer Rollen, die auf das Gruppenziel ausgerichtet sind.

In der psychiatrischen Versorgung stellen Gruppen und die aus ihnen resultierenden Dynamiken und Prozesse einen Schwerpunkt der professionellen Arbeit dar. Unter Berücksichtigung ihres Ziels und Zwecks gilt dies auch für die forensische Psychiatrie. Gruppen können gezielt und bewusst zusammengestellt werden, beispielsweise bei der Clusterung von Behandlungseinheiten nach Krankheitsbildern oder der Auswahl der Teilnehmenden für gruppentherapeutische Angebote wie das soziale Kompetenztraining. Sie können sich jedoch auch aus den gegebenen Umständen entwickeln, wenn etwa ein neuer Patient auf einer Station in die Gemeinschaft aufgenommen wird.

Ein gesichertes Grundwissen über Gruppenprozesse und -dynamiken ist für die psychiatrisch Tätigen von elementarer Bedeutung.

## Gruppenprozesse und Gruppendynamik

Prozesse innerhalb einer Gruppe beinhalten auch die *Entwicklung* der Gruppe: die Verteilung der Rollen unter den Mitgliedern, Definition von Zielen und Aufgaben, die Bildung der Normen und Regeln, die Gestaltung der Gruppenkultur, die Machtverteilung, die Aufnahme neuer Mitglieder, der Umgang mit Dritten und anderen Gruppen. Jedes aktive Handeln eines Gruppenmitglieds ist Teil eines dynamischen Prozesses.

In der forensischen Psychiatrie stellen Gruppendynamik und -prozesse sowohl Herausforderungen als auch Chancen des aktiven Gestaltens dar: die Verweildauern von meistens mehreren Jahren, die unfreiwillige Unterbringung und damit auch oft unfreiwillige Gruppenzugehörigkeiten, die mittel- bis langfristige Zwangsgemeinschaft der Untergebrachten und Mitarbeitenden, die weitestgehende Aufhebung der Trennung von Wohnen, Arbeit und Freizeit, die mitunter totale Beobachtung und die »totale Therapeutisierung« des Alltags.

Diese totale Therapeutisierung zeigt sich etwa, wenn ein Untergebrachter zusammen mit anderen Fußball im Fernseher ansieht und er aufgrund des schlechten Spiels seines Lieblingsvereins lautstark flucht und verbal über die Stränge schlägt – dann wird dies durch die Mitarbeitenden vielfach in der Dokumentation festgehalten, nicht selten mit der Aussage, dass der Untergebrachte angespannt gewesen sei und sich unangemessen verhalten habe. Würde dieses Verhalten von einem Nichtuntergebrachten außerhalb des therapeutischen Settings des Maßregelvollzugs gezeigt werden, beispielsweise im Stadion oder in einer Kneipe oder in so manchem Wohnzimmer, wäre es in der Regel nicht weiter auffällig – unter Umständen völlig normal, wenn nicht sogar sozial erwünscht.

Bei der Arbeit mit Gruppen muss außerdem berücksichtigt werden, ob ein Betroffener aufgrund der Ausprägung seiner Erkrankung oder seines Sozialverhaltens überhaupt gruppenfähig ist. Die Untergebrachten befinden sich jeweils in ihrer ganz individuellen Entwicklung der Erkrankung und Unterbringung, wenn sie sich in einer Gruppe bewegen: Manche habe bereits viel Erfahrung mit (therapeutischen) Gemeinschaften, sind Experten in ihrer eigenen Angelegenheit. Andere sind erstmalig in einer derartigen Gemeinschaft und haben wenig Wissen über ihre Erkrankung und die Unterbringung. Hier müssen die im Maßregelvollzug Tätigen oft Interventionen anbieten, damit der Einzelne erst einmal gruppenfähig wird, insbesondere wenn es um spezifische therapeutische Gruppenangebote geht. Aber auch im Alltag innerhalb der Behandlungseinheit kann dies der Fall sein, zum Beispiel wenn es um gemeinsame Freizeitaktivitäten oder die Einnahme von Mahlzeiten in der Gemeinschaft geht.

Diese Besonderheiten gilt es unter anderem im Umgang und bei der Arbeit mit Gruppen zu berücksichtigen und gegebenenfalls durch Angebote und Interventionen seitens der Mitarbeitenden zu steuern bzw. zu ändern im Sinne der übergeordneten Ziele des Maßregelvollzugs, nämlich der Besserung und Sicherung. Denn es ist doch ohne eine gewisse grundlegende Kompetenz, sich in Gruppen aufzuhalten, einzubringen und zu verhalten, die Integration der Betroffenen in die Gemeinschaft außerhalb der Maßregelvollzugseinrichtung nicht möglich.

Gruppen im Kontext des Maßregelvollzugs können grob in drei Kategorien unterteilt werden:

1. sich selbst unorganisiert gestaltende Gruppen seitens der Untergebrachten, zum Beispiel beim gemeinsamen Rauchen,
2. seitens der Mitarbeitenden bewusst gestaltete Gruppen, beispielsweise im Rahmen einer Kochgruppe der sozio- oder milieutherapeutischen Angebote,
3. sich selbst organisierende Gruppen im Rahmen der Selbsthilfe (Peergruppen). Ein Beispiel hierfür ist eine motivierende Orientierungsgruppe.

Hintergrund dieser letzten Gruppe ist, dass Untergebrachte im gemeinsamen Austausch Behandlungs- und Therapieinhalte besprechen. Zumeist finden diese Gespräche unstrukturiert und ungeplant im Rahmen des Ausgangs statt. Die Inhalte dieser Gespräche erweisen sich in der Praxis vielfach als sehr hilfreich und nützlich, Untergebrachte berichten, dass sie hierdurch zum Beispiel motiviert wurden, therapeutische Angebote anzunehmen.

Aus diesen sich spontan entwickelnden Gesprächen lässt sich ein strukturiertes Gruppenangebot ableiten. Dann werden die Betroffenen verschiedener Behandlungs- und Lockerungsstadien gezielt dazu eingeladen, gemeinsam in einen Austausch zu treten. Vorzüge und Nachteile einzelner Behandlungsabschnitte, Lockerungsstufen und therapeutischer Angebote können hierbei im Rahmen der Selbsthilfe ausgetauscht und diskutiert werden.

Aufgabe der professionell Tätigen ist dabei die Schaffung und Gestaltung notwendiger Rahmenbedingungen wie die Bereitstellung der zeitlichen und räumlichen Ressourcen. Darüber hinaus nehmen sie an Angeboten dieser Form als anwesende Zuhörende teil, sie können sich gleichberechtigt mit den übrigen Teilnehmern einbringen und haben im Bedarfsfall die Aufgabe, ordnend einzugreifen, etwa in Krisensituationen. Die Themenschwerpunkte werden innerhalb der Gruppe durch die Untergebrachten festgelegt, durch die Mitarbeitenden erfolgen keine Vorgaben, außer wenn dies in Bezug auf Sicherheit und Ordnung des gemeinschaftlichen Zusammenlebens notwendig ist.

***Die Gruppenarbeit stellt im Maßregelvollzug ein wichtiges therapeutisches Mittel dar: Sie kann bei den Betroffenen viele (soziale, kommunikative) Kompetenzen fördern, den Charakter der Selbsthilfe stärken (Betroffene unterstützen und beraten sich untereinander) sowie zur gruppendynamischen Arbeit genutzt werden.***

# Einbeziehung der An- und Zugehörigen

Die Definition eines Angehörigen über den Verwandschaftsgrad hat sich in den vergangenen Jahren zunehmend gewandelt. Die gesellschaftliche Realität und Definition hat sich von der recht engen Definition »Verwandte« entfernt und sich zur Definition von An- und Zugehörigen entwickelt, die gekennzeichnet ist über die Zugehörigkeit zu einer anderen Person, unabhängig vom Verwandtschaftsgrad. Im angelsächsischen Sprachraum findet sich der Begriff des »Caregiver«. Dieser wird definiert als »a person who provides direct care (as for children, elderly people, or the chronically ill)«. Es wird deutlich, dass mit dem Begriff des Caregivers jede Person einbezogen wird, die sich einem anderen (psychisch erkrankten oder behinderten) Menschen nahe und angehörig fühlt und sich von seinem Schicksal berühren lässt.

Im Maßregelvollzug spielen An- und Zugehörige eine wichtige Rolle. Die Situation der An- und Zugehörigen von Menschen, die psychisch erkrankt und straffällig geworden sind, ist vielfach komplex und geht einher mit einer hohen emotionalen Belastung. Vor der Unterbringung haben sie die untergebrachte Person häufig lange begleitet, auch mit ihrer Erkrankung. Viele An- und Zugehörige sind betroffen von Angst- und Schuldgefühlen, von Verunsicherung. Enttäuschung, Zukunftssorgen, Trauer und Resignation kommen häufig vor, zudem Stigmatisierung und Selbststigmatisierung sowie Scham, zum Beispiel gegenüber Kollegen, Nachbarn. Die An- und Zugehörigen haben gegenüber der untergebrachten Person oftmals Aggressionen entwickelt. Auch finanzielle Schwierigkeiten treten häufig auf. Und nicht selten waren sie häuslicher Gewalt ausgesetzt und sind Opfer der Straftat. Zusammenfassend kann festgestellt werden, dass

An- und Zugehörige einer hohen Belastung ausgesetzt sind und wenig professionelle Unterstützung erfahren (Zechert u. a. 2015).

Pflegende im Maßregelvollzug haben nicht nur zu den Untergebrachten den engsten Kontakt, sie sind auch für die An- und Zugehörigen die am ehesten erreichbaren Ansprechpartner in der Klinik. Sie wissen, wie es den Betroffenen geht, sie können in Konfliktsituationen zwischen dem Patienten und seinen Zugehörigen vermitteln und sie haben eine Vorstellung davon, was der Patient an Hilfe braucht.

Im Interesse der Behandlung kommt es daher auf eine Atmosphäre des Vertrauens und des gegenseitigen Respekts zwischen den Pflegenden und den Zugehörigen an. Die Zugehörigen wollen sich willkommen fühlen, die Pflegenden sich in ihrem Bemühen um den Patienten anerkannt sehen. Die Berücksichtigung folgender Punkte kann dazu beitragen, das wechselseitige Verständnis zu wecken und zu fördern:

1. Die im Verhältnis zur Allgemeinpsychiatrie langen Verweilzeiten in der forensischen Psychiatrie ermöglichen eine gründliche Therapie und die Entwicklung wechselseitigen Vertrauens nicht nur der Betroffenen untereinander, sondern auch der sich kümmernden Zugehörigen zu Therapeuten und Pflegenden. Dies gilt es im Interesse aller Beteiligten zu nutzen (Einbeziehung der Zugehörigen in Behandlung, Förderung des Kontakts zur Außenwelt, Entlassvorbereitung, Nachsorge).
2. Zugehörige sind immer »mitbetroffen«, allein schon von der Krankheit, nun auch noch von der Straffälligkeit des Kranken. Sie fühlen sich, besonders in der ersten Zeit, hilflos und wissen nicht, wie sie sich verhalten sollen. Diesem Hilfebedarf ist Rechnung zu tragen durch Zuwendung, Informationen und Gespräche.
3. Zugehörige fühlen sich der Institution Maßregelvollzug ausgeliefert, je nach Persönlichkeit reagieren sie mit Scheu, Ängsten, Misstrauen oder auch Aggressivität auf diese Situation. Wichtig sind daher ein positives »Empfangsklima« und ein fühlbares Verständnis für die Ausnahmesituation der Zugehörigen, um dem entgegenzuwirken.

4. Die Pflegenden müssen ihren Aufgaben entsprechende Handlungsspielräume im Umgang mit den An- und Zugehörigen erhalten (insbesondere für Auskünfte und Gespräche im Rahmen von Datenschutz und Schweigepflicht).
5. Wechselseitige Vorurteile und Misstrauen beruhen sehr oft auf mangelndem Wissen über die Sorgen, Nöte und Zwänge der jeweils anderen Seite – Mitarbeitende der Klinik und Zugehörige müssen mehr über die jeweiligen Befindlichkeiten wissen (Perspektivwechsel). Daher sollten die Arbeit und der Umgang mit Zugehörigen Gegenstand von Aus- und Fortbildung der Gesundheitsfachpersonen werden.

Zugehörige sind immer beides: »erlebter Störfaktor« und Ressource. Was genau im Einzelbesuch zutrifft, hängt wesentlich davon ab, wie der erste Kontakt zur Klinik gestaltet wurde, ob sich die Angehörigen abgelehnt oder angenommen fühlten. Zeit, die hierauf verwendet wird, kann später Zeit einsparen, die es kostet, sich mit Vorurteilen, Misstrauen und Kritik von sich unverstanden fühlenden Zugehörigen auseinandersetzen zu müssen. Das nutzt allen!

## Informationen für An- und Zugehörige

Um den Einbezug der An- und Zugehörigen und die Unterbringung und Behandlung effektiv für alle Beteiligten zu gestalten, sollte seitens der im Maßregelvollzug Tätigen eine frühzeitige, umfangreiche und wohlwollend-offene Informationsarbeit auch für Zugehörige betrieben werden. Diese kann auf vielfältige Art und Weise stattfinden.

**EINZELGESPRÄCHE** Wenn Angehörige zum ersten Besuch in die Einrichtung kommen, wird vielfach ein Erstgespräch mit ihnen geführt. Hierbei wird über die besonderen Sicherheitsbedingungen und die damit verbundenen Verhaltensweisen informiert. Ebenfalls werden (un-)erwünschte Verhaltensweisen erläutert sowie Informationen zum Einbringen von Gegenständen in die Einrichtung gegeben.

Neben diesen Standardinformationen hat es sich in der Praxis bewährt, auch auf die Fragen, Anliegen, Sorgen und Befürchtungen der Zugehörigen einzugehen. Offenheit, Zeit und Geduld haben hier einen hohen Stellenwert. Auch die Kenntnis über kulturelle Unterschiede, Gebräuche und Besonderheiten bei Besuchern aus anderen Kulturkreisen ist hierbei von Belang, um angemessen auf die Angehörigen eingehen zu können. Der Aspekt, dass viele zuvor keine Berührung mit der Psychiatrie hatten und erst recht nicht mit dem Maßregelvollzug (doppelte Stigmatisierung – psychisch erkrankt plus Rechtsbrecher), erfordert oft eine behutsame Herangehensweise. Außerdem sind viele Zugehörige selbst Opfer ihres Familienmitglieds oder Freundes geworden, waren mit dem Delikt vielleicht sogar verstrickt.

Darüber hinaus gilt es, auf eine alltagsnahe und verständliche Sprache zu achten. Fachspezifische Fremdwörter sind zu vermeiden, denn es hat sich in der Praxis gezeigt, dass diese von Zugehörigen oft nicht oder gar falsch verstanden werden, aber nicht nachgefragt werden. Auch viele Rechtsbegriffe müssen erläutert werden.

Dem Einbezug von Zugehörigen geht stets voraus, dass dies im Interesse aller Beteiligten zu sein hat, insbesondere also des Untergebrachten, und dies aus fachlicher Sicht nicht kontraindiziert ist. Hier wäre beispielsweise an Zugehörige eines Patienten zu denken, der aufgrund einer Abhängigkeitserkrankung untergebracht ist, dessen Lebensgefährtin Drogen konsumiert und das Milieu in Gesprächen mit ihrem Partner weiterhin verherrlicht. Oder an einen Untergebrachten mit einem sexuell orientierten Delikt, der häufig wechselnde Freundinnen hat, die er über Telefonhotlines »kennenlernt« und dessen Besuch er wünscht.

**GRUPPENANGEBOTE** Die Gruppenarbeit mit An- und Zugehörigen ist eine weitere Möglichkeit, diese mit in den Behandlungsprozess einzubeziehen. Oft werden sie aus dem therapeutischen Prozess ausgeschlossen, ihnen wird wenig Mitsprache zugestanden, sie werden mitunter sogar »mitschuldig« gemacht an der Entstehung der Krankheit und der Verübung des Delikts.

Da diese Umstände und Bedingungen, in unterschiedlichen Ausprägungen, auf eine große Zahl der Zugehörigen psychisch erkrankter Menschen zutreffen, kann es sinnvoll erscheinen, sich den Zugehörigen in Form der Gruppenarbeit zu nähern. Sowohl für Zugehörige als auch für professionell Tätige bietet dies viele Vorteile. Betrachtet man zunächst die Seite der Zugehörigen, dann erleben die Teilnehmenden dieser Gruppen erst einmal, dass sie nicht allein dastehen. Sie können sich mit anderen über ihre Situation, ihre Sorgen, ihre Ängste und ihre Befürchtungen austauschen. Darüber hinaus können sie voneinander lernen (und auch die Mitarbeitenden können dies). Für die Gestaltung der Zugehörigengruppen empfiehlt sich – je nach dem thematischen Schwerpunkt der einzelnen Termine – eine interdisziplinäre Begleitung.

So kann der Sozialdienst der Klinik zu speziellen und seine Aufgabengebiete betreffenden Themen sprechen: den Möglichkeiten der finanziellen Unterstützung nach Entlassung aus dem Maßregelvollzug, Maßnahmen zur Wiedereingliederung etc. Der ärztliche Dienst kann beispielsweise zur Bedeutung der medikamentösen Therapie und deren verschiedene Darreichungsformen referieren. Die Pflegenden schließlich können den Zugehörigen Möglichkeiten aufzeigen, wie sie die Untergebrachten bei der Bewältigung ihrer Erkrankung im Alltag unterstützen können.

Als hilfreich hat sich erwiesen, wenn die Zugehörigen die Möglichkeit erhalten, ihre Fragen und Anregungen vor den Treffen mitzuteilen, sodass sich die jeweilige Berufsgruppe vorbereiten und an den Terminen speziell dazu Stellung nehmen kann.

**INFORMATIONSBROSCHÜREN** Eine weitere Möglichkeit der Zugehörigeninformation und -einbeziehung ist eine Informationsbroschüre. Diese kann alle wichtigen Hinweise etwa zur Art der Einrichtung, zu notwendigen Sicherheitsmaßnahmen, zu erlaubten und unerlaubten Gegenständen sowie Besuchszeiten, Ansprechpartner und wichtige Telefonnummern enthalten. An- und Zugehörigenvertreter können, sofern gewünscht, bereits bei der Entwicklung der Broschüre und hinsichtlich der inhaltlichen Ausgestaltung einbezogen werden.

Downloadmaterial unter: https://www.forensik.de/fileadmin/user_files/forensik/Publikationen/Wegweiser_Angeh%C3%B6rige_Meesmann.pdf; https://www.angehoerige.ch/project/broschuere-forensik/

**AN- UND ZUGEHÖRIGENVISITE** Im Verlauf der Behandlung treten auch bei den An- und Zugehörigen immer wieder neue Fragen, Anliegen und Problemstellungen auf. Im Alltag kommen diese häufig zu kurz. Gleichzeitig bestehen innerhalb der Therapie- und Behandlungsplanung oftmals auch Berührungspunkte zu den Angehörigen, zum Beispiel wenn das Delikt im Familienrahmen stattgefunden hat, die Zugehörigen sich intensiv kümmern während der Zeit der Unterbringung oder wenn sie nach Entlassung den Betroffenen wieder bei sich aufnehmen wollen. Durch den Einbezug der Zugehörigen in die Behandlungs- und Therapieplanung, etwa in Form einer vorher mit allen Beteiligten besprochenen und vereinbarten Teilnahme an einer Visite, können diese Themen angesprochen und bearbeitet werden.

***Der Einbezug des sozialen Umfelds »draußen« in die Behandlung ist fast immer ein wichtiges Element im Rahmen der Entlassplanung und -perspektive für den Betroffenen, stellt dieses Umfeld doch in der Regel den »sozialen Empfangsraum« nach der Unterbringung dar.***

# Entwicklung ist möglich: Schlussbemerkung

Der Maßregelvollzug ist ein Ort, der vielleicht zu den vorurteilsbehaftetsten Bereichen in den medizinisch-psychiatrischen und juristischen Fachgebieten gehört, kaum ein anderer ist so sehr von Stigmatisierung und von Mythen durchdrungen. Dies gilt nicht nur für die breite Öffentlichkeit und die Medien, sondern durchaus auch für die Fachwelt der beteiligten Disziplinen. Dies wird deutlich durch folgende Zitate von Mitarbeitenden: »Die sind ja nicht umsonst hier, da kann man ruhig ein paar Tage verstreichen lassen.« Oder: »Forensik – dort sind alle gefährlich. Da muss man schnell handeln. Nicht immer dieses Gerede, wie Ihr das macht.« Oder auch: »Wenn ich einen Patienten eins zu eins betreuen soll, dann spiele ich am PC oder lese etwas.«

Durch die Lektüre dieses Buches soll der Blick auf die forensische Psychiatrie und die Praxis im Maßregelvollzug neu ausgerichtet werden:

Die Arbeit in diesem Setting verlangt von den dort Tätigen eine hohe Verantwortungsbereitschaft und ein großes Ausmaß an Handlungs-, Fach- und sozialer Kompetenz, die vielfach eben nicht oder nicht korrekt genug wahrgenommen wird. Die forensische Psychiatrie ist ein interessanter und herausfordernder Arbeitsplatz – intensive psychiatrische Beziehungsarbeit ist nicht nur möglich, sondern aufgrund der oftmals schwer- und mehrfachkranken Klientel auch gefordert. Den Mitarbeitenden bietet sich hierbei ein inhaltlicher Gestaltungsspielraum an (innerhalb der gegebenen Rahmenstrukturen), der genutzt werden sollte.

Es gilt stets, in Anbetracht der teilweise schwierigen Bedingungen (Unterbringungsdauern, Schwere der Erkrankung und der Delikte, Rahmenbedingungen) einen therapeutischen Negativismus zu vermeiden, insbesondere durch eine ganzheitliche Betrachtung der Betroffenen sowie durch die Aufrechterhaltung von Hoffnung und Perspektive (was in der Umkehr auch dem Selbstschutz der Mitarbeitenden vor Burn-out dient).

Als letzter Punkt hinsichtlich der nötigen Neuausrichtung unseres Blicks auf den Maßregelvollzug ist festzuhalten: Der Einbezug der Betroffenen in den Therapie- und Behandlungsprozess sowie in die Ausgestaltung der Unterbringung ist auch unter den gegebenen Rahmenbedingungen möglich und ausgesprochen förderlich! Er macht Entwicklung oft erst möglich.

Gelingt es den im Maßregelvollzug Tätigen, diesen Paradigmenwechsel zu vollziehen und in seinen Inhalten zu gestalten, dann kann dies für das System Maßregelvollzug eine Neujustierung und »Entstigmatisierung« bedeuten. Nicht zuletzt unter Berücksichtigung der sich durch die anstehende Maßregelvollzugsgesetzreform anbahnenden Veränderungen stellt dies eine große Chance dar, die es zu nutzen gilt. Und zuweilen begegnen wir dabei Menschen, denen wir vielleicht kaum noch etwas zugetraut hatten, die aber plötzlich eine Entwicklung vollziehen (vielleicht im Sinne einer »Nachreifung«), die uns schwer beeindruckt, auch wenn dabei immer noch kein Leben im bürgerlichen Selbstverständnis herauskommen mag.

# Ausgewählte Literatur


Abderhalden Ch. & Schexdt, S. (2023). Milieugestaltung. In: Sauter, D., Abderhalden C., Needham, I. & Wolff, S. (Hg.): Lehrbuch Psychiatrische Pflege. Bern, S. 508–521.

Adjoran, K.; Steinert, T.; Flammer, E.; Deister, A. u .a. & Pollmächer, T. (2017): Zwangsmaßnahmen in deutschen Kliniken für Psychiatrie und Psychotherapie. In: *Nervenarzt,* 88, S. 802810.

Almvik, R. & Woods, P. (1998): The Brøset Violence Checklist (BVC) and the prediction of inpatient violence: Some preliminary results. In: *Psychiatric Care,* 5, 6, S. 208–211.

Amering, M. & Schmolke, M. (2012): Recovery. Das Ende der Unheilbarkeit. Köln.

Anthony, W. A. (1993): Recovery from mental illness: The guiding vision of the mental health service system in the 1990s. In: *Psychosocial Rehabilitation Journal,* 16, 4, S. 11–23.

Armgart, C.; Schaub, M.; Hoffmann, K.; Illes, F.; Emons, B.; Jendreyschak, J.; Schramm, A.; Richter, S.; Lessmann, J. J.; Juckel, G. & Haussleiter, I. S. (2013): Negative Emotionen und Verständnis – Zwangsmaßnahmen aus Patientensicht. In: *Psychiatrische Praxis,* 40, S. 278–284.

Atteslander, P.; Ulrich, G. S. & Hadjar, A. (2023): Methoden der empirischen Sozialforschung. München.

Barker, P. & Buchanan-Barker, P. (2020): Das Gezeiten-Modell. Der Kompass für eine recovery-orientierte, psychiatrische Pflege. Bern.

Binnema, D. (2004): Interrelations of psychiatric patient experiences of boredom and mental health. In: *Issues in Mental Health Nursing,* 25, 8, S. 833–842.

Bock, T. & Heinz, A. (2016): Psychosen. Ringen um Selbstverständlichkeit. Köln.

Bonta, J. & Andrews, D. A. (2017): The psychology of criminal conduct. New York.

Bowers, L. (2014): Safewards: A new model of conflict and containment on psychiatric wards. In: *Journal of Psychiatric* and *Mental Health Nursing,* 21, S. 499–508.

Bowers, L.; Jarrett, M.; Clark, N.; Kiyimba, F. & McFarlane, L. (1999): Absconding: Why patients leave. In: *Journal of Psychiatric and Mental Health Nursing*, 6, S. 199–205.

Bowser, A.; Link, W. & Dickson, M. u. a. (2018): A qualitative study exploring the causes of boredom for men with a psychosis in a forensic setting. In: *Occupational Therapy in Mental Health*, 34, 1, S. 32–48.

Brobst, R. A. & Georg, J. (2021): Der Pflegeprozess in der Praxis. Bern.

Bulechek, G. M.; Butcher, H. K.; Dochterman, J. M. & Wagner, C. M. (Hg.) (2024): Pflegeinterventionsklassifikation (NIC). Bern.

Dachverband Adherence (2024): https://dachverband-adherence.de/ (letzter Zugriff am 01.03.2024).

DeMatteo, D.; Heilbrun, K. & Marczyk, G. (2005): Psychopathy, risk of violence, and protective factors in a noninstitutionalized and noncriminal sample. In: *International Journal of Forensic Mental Health*, 4, 2, S. 147–157.

Deming, W. (1982): Out of the crisis. Boston.

Deutsche Gesellschaft für Psychiatrie, Psychotherapie und Nervenheilkunde (DGPPN) (Hg.). (2019): S3-Leitlinie Verhinderung von Zwang: Prävention und Therapie aggressiven Verhaltens bei Erwachsenen. Berlin.

de Vogel, V.; de Ruiter, C.; Bouman, Y.; de Vries Robbé, M. (2009): SAPROF: Guidelines for the assessment of protective factors for violence risk. English Version. Utrecht.

Domening, D. (2021): Transkulturelle und transkategoriale Kompetenz. Lehrbuch zum Umgang mit Vielfalt, Verschiedenheit und Diversity für Pflege-, Gesundheits- und Sozialberufe. Bern.

Dörner, K.; Plog, U.; Bock, T.; Brieger, P.; Heinz, A. & Wendt, F. (Hg.) (2019): Irren ist menschlich. Lehrbuch der Psychiatrie und Psychotherapie. Köln.

Dudeck, M. (2021): Forensische Psychiatrie interdisziplinär. Stuttgart.

Eastwood, J. D.; Frischen, A.; Fenske, M. J. & Smilek, D. (2012): The unengaged mind: Defining boredom in terms of attention. In: *Perspectives on Psychological Science*, 7, 5, S. 482–495, DOI: 10.1177/1745691612456044.

Elpidorou, A. (2018): The bored mind is a guiding mind: Toward a regulatory theory of boredom. In: *Phenomenology and the Cognitive Sciences*, 17, S. 455–484, DOI 10.1007/s11097-017-9515-1.

Elpidorou, A. (2021): Is boredom one or many? A functional solution to the problem of heterogeneity. In: *Mind & Language*, 36, S. 491–511, DOI: 10.1111/mila.12282.

Erb, V. & Schäfer, J. (Hg.) (2020): Münchener Kommentar zum Strafgesetzbuch. Band 2. München.

Farnworth, L.; Nikitin, L. & Fossey, E. (2004): Being in a secure forensic psychiatric unit: Every day is the same, killing time or making the most of it. In: *British Journal of Occupational Therapy*, 67, 10, S. 430–438.

Franqué, F. von & Briken, P. (2013): Das Good-Lives-Modell. Ein kurzer Überblick. In: *Forensische Psychiatrie, Psychologie und Kriminologie*, 7, S. 22–27.

Gerritsen, C. J.; Toplak, M. E.; Sciaraffa, J. & Eastwood, J. (2014): I can't get no satisfaction: Potential Causes of Boredom. In: *Consciousness and Cognition*, 27, S. 27–41.

Göbbels, S.; Ward, T. & Willis, G. (2013): Die Rehabilitation von Straftätern. Das Good-Lives-Modell. In: *Forensische Psychiatrie, Psychologie und Kriminologie*, 7, S. 122–132.

Goffman, E. (1973): Asyle. Über die soziale Situation psychiatrischer Patienten und anderer Insassen. Frankfurt a. M.

Götz, T. & Frenzel, A. C. (2006): Phänomenologie schulischer Langeweile. In: *Zeitschrift für Entwicklungspsychologie und Pädagogische Psychologie*, 38, 4, S. 149–153.

Gräbener, J. (2024): Traumasensible Arbeit in der Psychiatrie. Köln.

Gray, R.; White, J.; Schulz, M. & Abderhalden, C. (2010): Enhancing medication adherence in people with schizophrenia: An international programme of research. In: *International Journal of Mental Health Nursing*, 19, S. 36–44.

Gray, R., Wykes, T., Gourney, K. (2002). From compliance to concordance: A review of the literature on interventions to enhance compliance with antipsychotic medication. In: *Journal of Psychiatric and Mental Health Nursing*, 9, 3, S. 277–284.

Gunderson, J. G. (1978). Defining the therapeutic process in psychiatric milieus. In: *Psychiatry*, 41, 4, S. 327–335.

Harris, M. B. (2000): Correlates and characteristics of boredom proneness and boredom. In: *Journal of Applied Social Psychology*, 30, S. 576–598

Heggdal D. (2012): Basal exposure therapy (BET) – basic principles and guidelines. Oslo: Vestre Viken Hospital Trust. Verfügbar unter. https://www.vestreviken.no/siteassets/documents/Helsefaglig/BET---Basal-eksponeringsterapi/BET-principles-and-guidelines.pdf (letzter Zugriff: 19.06.2024).

Hughes, E. (2023): Meaninglessness and monotony in pandemic boredom.

In: *Phenomenology and the Cognitive Sciences,* 22, S. 1105–1119, DOI: 10.1007/s11097-023-09888-0.
Hughes, J. N.; Cavell, T. A. & Grossman, P. (1997): A positive view of self: Risk or protection for aggressive children? In: *Development and Psychopathology,* 9, S. 75–94.
Kammeier, H. (2018): Die Maßregeln. Rechtliche Grundlagen. In: Schmidt-Quernheim, F. & Hax-Schoppenhorst, T. (Hg.): *Praxisbuch Forensische Psychiatrie.* Bern, S. 35–68.
Kammeier, H. & Pollähne, H. (Hg.) (2018): Maßregelvollzugsrecht. Berlin.
Klosinski, M.; Castro Núñez, S.; Oestereich, C. & Hegemann, T. (2022): Handbuch Transkulturelle Psychiatrie.
Knuf, A. (2020). Recovery und Empowerment. Köln.
Kremer, G. & Schulz, M. (2020): Motivierende Gesprächsführung in der Psychiatrie. Köln.
Kruse, K.; Kutscher, S.-U. & Leygraf, N. (2013): Schizophrene Patienten der forensischen Psychiatrie im Vergleich zu schizophrenen Patienten der Allgemeinpsychiatrie. In: *Forensische Psychiatrie, Psychologie und Kriminologie,* 7. S. 73–83.
Laabdallaoui, M. & Rüschoff, S. I. (2016): Basiswissen: Umgang mit muslimischen Patienten. Köln.
Leamy, M.; Bird, V.; Le Boutillier, C.; Williams, J. & Slade, M. (2011): Conceptual framework for personal recovery in mental health: Systematic review and narrative synthesis. In: *British Journal of Psychiatry,* 199, S. 445–452, DOI: 10.1192/bjp.bp.110.083733.
Liberman, R. P.; Kopelowicz, A. (2005): Recovery from schizophrenia: A concept in search of research. In: *Psychiatric Services,* 56, 6, S. 735–742.
Löhr, M.; Schulz, M. & Nienaber, A. (Hg.) (2022): Safewards. Sicherheit durch Beziehung und Milieu. Köln.
Lutz, M.; Zani, D.; Fritz, M.; Dudeck, M. & Franke, I. (2022): A review and comparative analysis of the risk-needs-responsivity, good lives, and recovery models in forensic psychiatry treatment. In: *Frontiers in Psychiatry,* 13, DOI: 10.3389/fpsyt.2022.988905.
Mallmann, C. & Trost, A. (2023): Schweigen und Beziehungsabbruch: Erleben und Auswirkungen von Absonderungen in der Forensik. In: *Psychiatrische Pflege,* 8, 2, S. 17–19.
Martin, K.; McGeown, M. & Whitehouse, M. u. a. (2018): Who's going to leave? An examination of absconding events by forensic inpatients in a psychiatric hospital. In: *Journal of Forensic Psychiatry & Psychology,* 29, 5, S. 810–823.

Martin, M.; Sadlo, G. & Stew, G. (2006): The phenomenon of boredom. In: *Qualitative Research in Psychology,* 3, 3, S. 193–211, DOI: 10.1191/1478088706qrp066oa.

Meurer, H. & Trost, A. (2020): Therapeutische Haltung und Recovery in forensisch-psychiatrischen Institutionen. In: *Verhaltenstherapie & Verhaltensmedizin,* 2, 41, S. 129–139.

Moorhead, S.; Johnson, M.; Maas, M. L.; Swanson, E. & McColskey-Docherman u. a. (Hg) (2013): Pflegeergebnisklassifikation (NOC). Bern.

Müller-Isberner, R.; Born, P.; Eucker, S. & Eusterschulte, B. (Hg.) (2018): Praxishandbuch Maßregelvollzug. Grundlagen, Konzepte und Praxis der Kriminaltherapie. Berlin.

Müller-Isberner, R.; Gonzeales Cabeza, S. & Jöckel, D. (1999): Die Vorhersage von Gewalttaten mit dem HCR-20. Haina: Institut für Forensische Psychiatrie Haina e.V.

Müller-Staub, M.; Schalek, K. & König, P. (2027): Pflegeklassifikationen. Bern.

NANDA-I (Hg.) (2022): Pflegediagnosen. Definitionen und Klassifikation 2021–2023. Kassel.

Nau, J.; Oud, N. E. & Walter, G. (2018): Gewaltfreie Pflege. Praxishandbuch zum Umgang mit aggressiven und potenziell gewalttätigen Patienten. Bern.

Newell, S. E.; Harries, P. & Ayers, S. (2012): Boredom proneness in a psychiatric inpatient population. In: *International Journal of Social Psychiatry,* 58, 5, S. 488–495.

Pekrun, R. (2018): Emotion, Lernen und Leistung. In: Huber, M. & Krause, S. (Hg.): Bildung und Emotion. Wiesbaden, S. 215–231. DOI: 10.1007/978-3-658-18589-3_12.

Pekrun, R.; Daniels, L. M.; Goetz, T.; Stupnisky, R. H.; Raymond, P. & Perry, R. P. (2010): Boredom in achievement settings: Exploring control-value antecedents and performance outcomes of a neglected emotion. In: *Journal of Educational Psychology,* 102, 3, S. 531–549, DOI: 10.1037/a0019242.

Peplau, H. E. (1952): Interpersonal relations in nursing: A conceptual frame of reference for psychodynamic nursing. New York.

Pfattheicher, S.; Lazarević, L. B.; Westgate, E. C. & Schindler, S. (2021): On the relation of boredom and sadistic aggression. In: *Journal of Personality and Social Psychology,* 121, 3, S. 573–600, DOI: 10.1037/pspi0000335.

Pollähne, H. & Lange-Joest, C. (Hg.) (2015): Die forensische Psychiatrie

– selbst ein Behandlungsfall? Maßregelvollzug (§ 63 StGB) zwischen Reform und Abschaffung. Münster.

Raffaeli, Q.; Mills, C. & Kalina, C. (2018): The knowns and unknowns of boredom: A review of the literature. In: *Experimental Brain Research,* 236, S. 2451–2462, DOI: 10.1007/s00221-017-4922-7.

Ribi, T. (2020): Im Paradies sind wir verloren: Wir halten die Langeweile nicht aus, auch wenn sie uns erst zu Menschen macht. In: *Neue Zürcher Zeitung,* 28. Juli 2020. https://www.nzz.ch/feuilleton/was-der-mensch-schafft-ist-aus-der-langeweile-geboren-wir-sind-nicht-fuer-das-paradies-geschaffen-ld.1568359 (letzter Zugriff am 18.01.2024).

Richter, D. (2007): Patientenübergriffe – Psychische Folgen für Mitarbeiter. Theorie, Empirie, Prävention. Köln.

Richter, D. (2024): Menschrechte in der Psychiatrie. Prinzipien und Perspektiven einer Unterstützung ohne Zwang. Köln.

Rogers, C. R. (1983): Die klientenzentrierte Gesprächspsychotherapie. Frankfurt a. M.

Rogers, C. R. (2000): The uncritical acceptance of risk assessment in forensic practice. In: *Law and Human Behavior,* 24, 5, S. 595–605. http://dx.doi.org/10.1023/A:1005575113507.

Rogers, C. R.; Lewis, M. K. & Wolfgang, M. (2012): Therapeut und Klient. Grundlagen der Gesprächspsychotherapie. Frankfurt a. M.

Sauter, D.; Abderhalden, C.; Needham, I. & Wolff, S. (Hg.) (2023): Lehrbuch Psychiatrische Pflege. Bern.

Schmidt, A. F. (2019): Ein kritischer Vergleich des Risk-Need-Responsivity Ansatzes und des Good-Lives-Modells zur Straftäterrehabilitation. In: *Bewährungshilfe – Soziales, Strafrecht, Kriminalpolitik,* 66, 3, S. 211–223.

Schmidt-Quernheim, F. & Hax-Schoppenhorst, T. (Hg.) (2018): Praxisbuch Forensische Psychiatrie. Behandlung und ambulante Nachsorge im Maßregelvollzug. Bern.

Schopenhauer, A. (1851): Parerga und Paralipomena. Erster Band: Aphorismen zur Lebensweisheit. Kapitel II, S. 26. https://d-nb.info/1041219032/34 (letzter Zugriff am 16.02.2024).

Schoppmann, S.; Balensiefen, J. & Hachtel, H. (2023): Schlussbericht Modellversuch RE-FOR-MA. https://www.bj.admin.ch/bj/de/home/sicherheit/smv/modellversuche/evaluationsberichte.html (letzter Zugriff am 17.02.2024).

Schoppmann, S.; Balensiefen, J.; Lau, S.; Graf, M. & Hachte, l. H. (2021): Patients' views with regard to personal recovery in forensic psychiatry

in german-speaking Switzerland – An explorative study. In: Frontiers in Psychiatry, 12, 695096. DOI: 10.3389/fpsyt.2021.695096.
Steinböck, H. (2014): Der Maßregelvollzug in der Gemeinde. Lengerich.
Stompe, T. & Schanda, H. (Hg.) (2018): Schizophrenie und Gewalt im Kontext von Gesellschaft, Recht und Kultur. Berlin.
Sturidsson, K.; Turtell, I.; Tengström, A.; Lekander, M. & Levander, M. (2007): Time use in forensic psychiatry: An exploratory study of patients' time use at a swedish forensic psychiatric clinic. In: *International Journal of Forensic Mental Health,* 6, 1, S. 79–86.
Tänzer, A. & Kayser, A. (2022): Migranten und Migrantinnen im Maßregelvollzug. In: Klosinski, M.; Castro Núñez, S.; Oestereich, C. & Hegemann, T. (Hg.): Handbuch Transkulturelle Psychiatrie. Köln, S. 411–425.
Thalmann, T. (2022): Freier Wille und Therapie. Erörterungen zu Sprachspiel und Handlungslogik in der Straftäterbehandlung. Lengerich.
Trost, A. (2018): Forensische Psychiatrie als Fachbereich der Gesundheits- und Krankenpflege. In: Schmidt-Quernheim, F. & Hax-Schoppenhorst, T. (Hg.): Praxisbuch forensische Psychiatrie. Bern, S. 483–513.
Trost, A. & Franck, C. (2018): Konstruktive Beziehungsgestaltung zwischen Untergebrachten und Mitarbeitenden im Maßregelvollzug – eine Frage der Haltung. In: Saimeh, N. (Hg.): Destruktive Sexualität. Therapie und Risk-Assessment in der Forensischen Psychiatrie. Berlin, S. 211–217.
Trost, A. & Piefke, M. (2017): Neue Perspektiven in der Risikoprognostik und im Risikomanagement in der forensisch-psychiatrischen Versorgung. In: Saimeh, N. (Hg.): Straftäter behandeln: Therapie, Intervention und Prognostik in der Forensischen Psychiatrie. Berlin, S. 219–233.
Tschinke, I. & Rogner, M. (2023): Recovery-orientierte Praxis in der psychiatrischen Pflege. Kritische Reflexion, praktische Umsetzung und Zukunftsaussichten. Stuttgart.
Utschakowski, J.; Sielaff, G.; Bock, T. & Winter, A. (Hg.) (2016): Experten aus Erfahrung. Peerarbeit in der Psychiatrie. Köln.
Walter, G.; Nau, J. & Oud, N. (2019): Aggression, Gewalt und Aggressionsmanagement. Praxishandbuch für Gesundheits- und Sozialberufe. Bern.
Ward, T. & Stewart, C. A. (2003): The treatment of sex offenders: Risk management and good lives. In: *Professional Psychology: Research and Practice,* 34, S. 353–360.
Watson, J. u. a. (2006): Caring theory as an ethical guide to administrative and clinical practices. In: *Nursing Administration Quarterly,* 1, S. 48–55.

Webster, C. D.; Martin, M. L.; Brink, J. & Desmaris, S. L. (2015): Beurteilung von zeitnahen Risiken und Behandelbarkeit mit dem START. Haina.

Wilkie, T.; Penney, S. & Fernane, S. u. a. (2014): Characteristics and motivations of absconders from forensic mental health services: A case control study. In: *BMC Psychiatry,* 14, 1, Epub 27.03.2014. DOI: 10.1186/1471-244X-14-91.

Witowska, J.; Schmidt, S. & Wittmann, M. (2020): What happens while waiting? How self-regulation affects boredom and subjective time during a real waiting situation. In: *Acta Psychologica,* 205, 103061. DOI: 10.1016/j.actpsy2020.102061.

World Health Organisation (WHO) (Hg.) (2003): Hospital-based mental health services: Promoting person-centred and rights-based approaches. https://www.who.int/publications/i/item/9789240025745 (letzter Zugriff am 01.03.2024).

Zechert, C.; Trautmann, C. & Lisofsky, B. (2015). Violence towards familiy caregivers by mentally ill relatives – results of a German inline-survey. Studie im Auftrag des Bundesgesundheitsministeriums. Ergebnispubliaktion im Rahmen des 9th European Congres on Violence in Clinical Psychiatry, Copenhagen. Berlin: Bundesgesundheitsministeriums.

Zeidler, R., Dudeck, M., Frank, U., Gerlinger, G., Hesse, D., Muysers, J. u. a. & Müller, J. (2023): Die Situation des deutschen Maßregelvollzugs – Ergebnisse einer Umfrage der DGPPN. In: *Nervenarzt*, 95, S. 1–8, DOI: 10.1007/s00115-023-01564-7.

ZfP Südwürttemberg (Hg.) (2018): Forensik-Fibel. ABC des Maßregelvollzugs. https://www.zfp-web.de/fileadmin/zfp-web.de/fachgebiete/forensische-psychiatrie/weitere-informationen/forensikfibel-auflage4-juni2018-web.pdf (letzter Zugriff am 01.03.2024).

Zinkler, M.; Laupichler, K. & Ostefeld, M. (Hg.) (2016): Prävention von Zwangsmaßnahmen. Menschenrechte und ttherapeutische Kulturen in der Psychiatrie. Köln.

Zuaboni, G.; Burr, C.; Winter, A. & Schulz, M. (Hg.) (2019): Recovery und psychische Gesundheit. Köln.

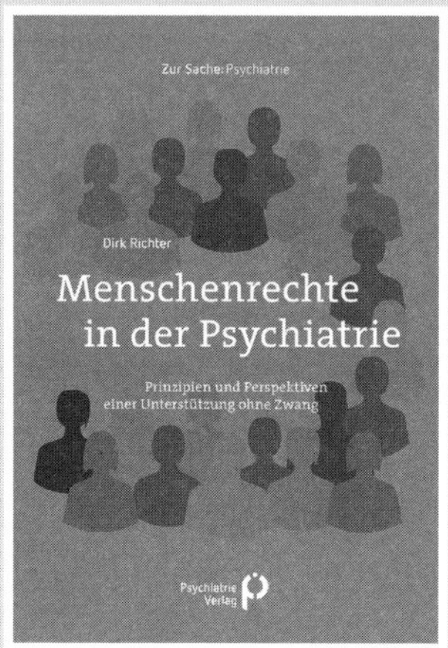


Prof. Dr. Dirk Richter

## Menschenrechte in der Psychiatrie

**Prinzipien und Perspektiven einer psychosozialen Unterstützung ohne Zwang**

ISBN 978-3-96605-140-8
288 Seiten, Digital (PDF) 0,00 €

**Eine Psychiatrie ohne Zwang ist möglich – und notwendig**

Dirk Richter ist sicher: Die Zwangsmaßnahmen der Psychiatrie sind mit den Menschenrechten nicht zu vereinbaren und widersprechen dem Inklusionsansatz der UN-Behindertenrechtskonvention.

Kann eine psychische Erkrankung Zwang begründen? Dirk Richter meint: Nein. Was psychische Krankheit bedeutet, wird soziokulturell vermittelt und rechtfertigt keine Zwangsmaßnahmen in der Psychiatrie. Auch die ethisch-rechtlichen Bedingungen für die Anwendung von Zwang können im Lichte der Forschung keinen Bestand haben. Gegen den Willen der betroffenen Person kann keine Unterbringung und keine Zwangsbehandlung legitimiert werden. Es gibt ein Recht auf Selbstbestimmung und damit auch auf Nichtbehandlung. Das Buch vermittelt streitbare Thesen gut durchdacht, wissenschaftlich fundiert und mit praktischen Ideen für eine Psychiatrie ohne Zwang. Downloadmaterialien sofort in die Praxis umgesetzt werden.

Psychiatrie Verlag

Telefon: 0221 167989-0
E-Mail: info@psychiatrie-verlag.de
Internet: www.psychiatrie-verlag.de

Weitere Titel der Reihe →

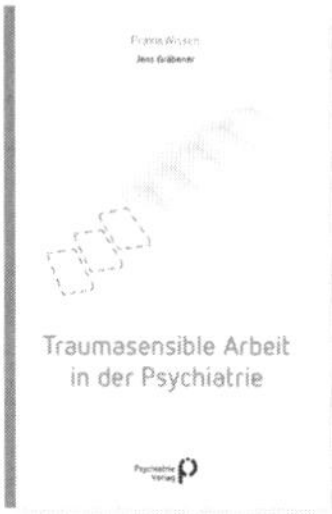


Jens Gräbener
**Traumasensible Arbeit in der Psychiatrie**
1. Auflage 2023
PraxisWissen, 160 Seiten
22,00 Euro, ISBN 978-3-96605-231-3

**Zugewandt und behutsam im Umgang mit traumatisierten Menschen**

Traumata und ihre Folgen sind in der psychiatrischen und psychotherapeutischen Arbeit ein wichtiges und allgegenwärtiges Thema. Dieses Buch liefert das Grundwissen, um sich traumaerfahrenen Menschen kompetent und rücksichtsvoll zuzuwenden.

Psychiatrisch Tätige kommen in ihrer Arbeit wissentlich und ebenso häufig unwissentlich mit Traumafolgestörungen in Kontakt. Für einen professionellen Umgang ist es daher wichtig, für diese sensibilisiert zu sein, um Reaktionen und Verhaltensweisen einordnen zu können. Der Autor informiert leicht verständlich und kompakt über Trauma-Ursachen, -folgen und -bewältigungsmuster, um Retraumatisierungen zu verhindern, und hilft, die eigenen Belastungen nicht aus dem Blick zu verlieren. So finden traumatisierte Menschen auch in psychiatrischen Settings einen »sicheren Raum«. Die neue und erweiterte Auflage gibt ebenfalls Hilfestellung bei der Arbeit mit Geflüchteten.

Psychiatrie
Verlag

## Weitere Bände (eine Auswahl) →

- Bettina Bärtsch, Micheline Huber: Jobcoaching für Menschen mit psychischer Erkrankung
- Thomas Bock: Menschen mit Psychose-Erfahrung begleiten
- Michael Büge: Cannabiskonsum und psychische Störungen
- Michael Eink, Horst Haltenhof: Beziehungsgestaltung mit suizidgefährdeten Menschen
- Petra Garlipp, Horst Haltenhof: Umgang mit wahnkranken Menschen
- Christiane Haerlin, Irmgard Plößl: Berufliche Beratung psychisch Kranker
- Andreas Knuf: Recovery und Empowerment
- Andreas Knuf: Umgang mit Gefühlen in der psychiatrischen Arbeit
- Michael Konrad, Matthias Rosemann: Betreutes Wohnen. Mobile Unterstützung zur Teilhabe
- Georg Kremer, Michael Schulz: Motivierende Gesprächsführung in der Psychiatrie
- Malika Laabdallaoui, Ibrahim Rüschoff: Umgang mit muslimischen Patienten
- Claas-Hinrich Lammers: Beziehungsgestaltung mit narzisstischen Menschen
- Albert Lenz: Psychisch kranke Eltern und ihre Kinder
- Sascha Lutz: Glücksspielsucht
- Angela Mahnkopf: Umgang mit depressiven Patienten
- Klaus Obert, Karin Pogadl-Bakan, Gabriele Rein: Aufsuchende psychiatrische Arbeit
- Ewald Rahn: Menschen mit Borderline begleiten
- Martin Reker: Menschen mit Alkoholabhängigkeit begleiten
- Andreas Riedel, Jens Jürgen Clausen: Autismus-Spektrum-Störungen bei Erwachsenen
- Manuel Rupp: Psychiatrische Krisenintervention
- Edith Scherer, Thomas Lampert: Angehörige in der Psychiatrie
- Thomas Schwarze, Regine Steinauer, Simone Beeri: Somatische Pflege in der psychiatrischen Arbeit
- Larissa Wolkenstein, Martin Hautzinger: Umgang mit bipolaren Patienten

Weitere Titel der Reihe →

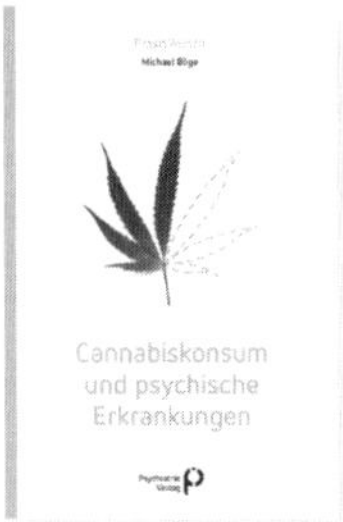


Michael Büge
**Cannabiskonsum und psychische Erkrankungen**
**1. Auflage 2024**
**PraxisWissen, 160 Seiten**
**22,00 Euro, ISBN 978-3-96605-261-0**

**Nach dem Gesetz kommt die Prävention:**
**Was muss ich wissen?**

Die erfolgreiche Einführung, nun umfassend aktualisiert: Cannabiskonsum ist längst Teil der Lebenswelten von Jugendlichen. Das neue Cannabisgesetz passt sich den gesellschaftlichen Realitäten an, gleichzeitig entstehen neue Unsicherheiten – auch für psychiatrisch Tätige.

Der Fokus des Buchs liegt auf den Einflüssen, die der Konsum von Cannabis in seinen verschiedenen Produkten und Wirkstoffen auf die menschliche Psyche hat. Erkrankungen wie Psychosen können einerseits stark mit diesem zusammenhängen, während mittlerweile auch medizinische oder therapeutische Anwendungsbereiche der Kulturpflanze Hanf Eingang in die Gesellschaft finden. In klaren und verständlichen Worten schafft der Autor einen idealen Überblick über den Stand der Forschung und die Risiken, aber auch den Nutzen, den der Cannabiskonsum mit sich bringt. Das differenzierte Bild, das nach der Lektüre entstanden ist, hilft im Alltag mit Jugendlichen sicher und informiert Entscheidungen zu treffen.